BASISWISSEN: Umgang mit bipolaren Patienten

Psychiatrie Verlag

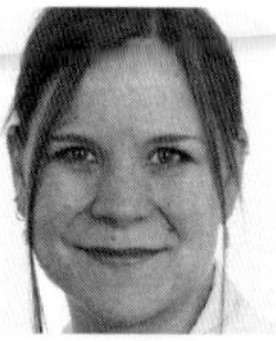

Larissa Wolkenstein, Dr. rer. nat., Diplom-Psychologin und Psychologische Psychotherapeutin, arbeitet an der Psychotherapeutischen Hochschulambulanz und in der Abteilung Klinische Psychologie der Universität Tübingen.

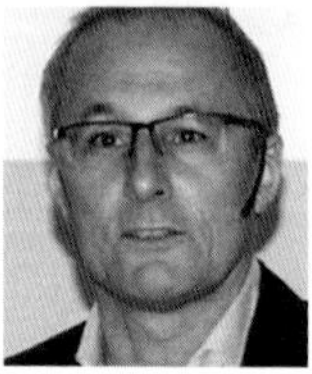

Martin Hautzinger, Prof. Dr., ist Ordinarius für Klinische Psychologie am Psychologischen Institut der Universität Tübingen. Sein Forschungsschwerpunkt ist die kognitive Verhaltenstherapie bei affektiven Störungen.

Larissa Wolkenstein, Martin Hautzinger

BASISWISSEN: Umgang mit bipolaren Patienten

Psychiatrie Verlag

Die Reihe *Basiswissen* wird herausgegeben von:
Michaela Amering, Michael Bossle, Ilse Eichenbrenner,
Michael Eink, Klaus Obert und Wulf Rössler

Larissa Wolkenstein, Martin Hautzinger
Basiswissen: Umgang mit bipolaren Patienten
Basiswissen 27
1. Auflage 2014
ISBN-Print: 978-3-88414-568-5
ISBN-PDF: 978-3-88414-845-7

Bibliografische Informationen der Deutschen Nationalbibliothek
Die Deutsche Nationalbibliothek verzeichnet diese Publikation
in der Deutschen Nationalbibliografie; detaillierte bibliografische Daten
sind im Internet über http://dnb.ddb.de abrufbar.

Weitere Informationen zu psychischen Störungen und ihrer Behandlung
im Internet unter: www.psychiatrie-verlag.de

Lektorat: Uwe Britten, textprojekte, Eisenach
Umschlaggestaltung und Umschlagfoto: Iga Bielejec, Nierstein
Typografie und Satz: Iga Bielejec, Nierstein
Druck und Bindung: CPI books GmbH, Ulm

FSC www.fsc.org
MIX
Papier aus verantwortungsvollen Quellen
FSC® C006701

Vorbemerkung

Das Leben ist wie eine Achterbahn – für jeden von uns manchmal, für manche von uns fast immer. Bipolare Patientinnen und Patienten führen ein Leben in Extremen. Sie kennen die tiefsten Tiefs und die höchsten Hochs. Sie fallen tiefer und fliegen höher als andere. Ihre Lebensgeschichten sind meist bunter als die anderer Menschen und sie können in vielen Fällen ohne Zweifel als »Künstler des Alltags« gelten.

Die Arbeit mit bipolaren Menschen ist in unseren Augen etwas ganz Besonderes – oft treffen wir hierbei auf Persönlichkeiten, die nicht nur vielfältige Interessen, sondern auch ein unglaubliches Engagement an den Tag legen. Bipolare Patienten sind – wie kaum eine andere Patientengruppe – bereit, sich persönlich dafür einzusetzen, dass die Gesellschaft über dieses Störungsbild informiert, dass mit Vorurteilen aufgeräumt und dass die Entwicklung therapeutischer Möglichkeiten vorangetrieben wird. Mit entsprechendem Engagement nehmen sie an Aufklärungskampagnen und wissenschaftlichen Studien teil, sind in der Selbsthilfe aktiv und beteiligen sich an trialogischen Veranstaltungen.

Nicht selten mit einem hohen Maß an Witz, Charme und Kreativität ausgestattet, machen diese Patienten den wissenschaftlichen und therapeutischen Alltag oft ein wenig bunter. Die Arbeit mit ihnen ist aufgrund ihrer Symptomatik, aber oftmals auch aufgrund ihrer ganz individuellen Persönlichkeit vielfältig und bewegend. Dabei ist es auch immer wieder interessant und anrührend zu sehen, wie sensibel und verletzlich diese Menschen oft sind, die im Rahmen ihrer Hochphasen laut und ungezügelt erscheinen, scheinbar keine Grenzen kennen und allen Konventionen zu trotzen scheinen. Viele dieser Patientinnen und Patienten unterliegen außerhalb ihrer Hochphasen viel engeren Grenzen als andere und oft erscheint ihnen die Manie die einzige Möglichkeit, diese konventionellen Grenzen zu überschreiten, während die Enge der Grenzen in der Depression bedrückende Formen annehmen kann.

Wir möchten in diesem Buch auf diejenigen Situationen eingehen, die den Umgang mit bipolaren Patienten für professionelle Helferinnen und Helfer zu einer ganz besonderen Herausforderung machen. Wir hoffen, dass es uns mit diesem Buch gelingt, diejenigen Befürchtungen oder Vorbehalte abzubauen, die psychiatrisch Tätige auch heute noch oft zu haben scheinen, wenn es um die Behandlung von und den Umgang mit bipolaren Patienten geht.

Wir möchten darauf eingehen, wie damit umgegangen werden kann, wenn Patienten nur ihre Tief-, nicht aber ihre Hochphasen zum Thema der Behandlung machen wollen, wenn sie im Rahmen einer Manie gereizt und aggressiv auftreten oder wenn sie suizidal sind. Darüber hinaus möchten wir den Blick auch den Angehörigen bipolarer Personen zuwenden und verdeutlichen, welche Unterstützung diese brauchen. Schließlich ist es uns ein Anliegen, auf die oftmals beträchtlichen sozialen Folgen einzugehen, die eine bipolare Störung nach sich ziehen kann, und darauf, was dies für die Betroffenen und deren Angehörige bedeutet.

Dieses Buch wäre ohne die Erfahrungen, die wir mit und durch bipolare Patienten und deren Angehörige machen durften, nicht denkbar gewesen. Deswegen danken wir ihnen dafür, dass wir sie in den Jahren unserer wissenschaftlichen und therapeutischen Tätigkeit ein Stück weit haben begleiten dürfen und durch sie das Krankheitsbild der bipolaren Störung und die Herausforderungen, die mit ihr – sowohl auf der Seite der Betroffenen als auch auf der der Helfer – verbunden sind, besser kennenlernen durften.

Larissa Wolkenstein und Martin Hautzinger

Die vielen Gesichter der bipolaren Störung

Bei bipolaren Patientinnen und Patienten fällt vor allem die Offenheit auf, mit der sie auf andere Menschen und neue Dinge zugehen: Sie sind neugierig, interessiert und engagiert. Im Gegensatz zu manch anderer Patientengruppe setzen sich bipolare Patienten häufig stark mit der eigenen Erkrankung auseinander. Sie informieren sich, tauschen sich untereinander aus und sind gut in Selbsthilfegruppen oder auch Internetforen organisiert. Genauso sind sie in vielen Fällen an der Forschung, die sich mit der bipolaren Störung beschäftigt, interessiert und nehmen auch dann an entsprechenden Studien teil, wenn sie kaum angemessen für ihren Aufwand entlohnt werden können. Bipolare Patienten sind oft »schillernde« Persönlichkeiten, die bereits viel erlebt haben und »spannende« Geschichten erzählen können.

Neben diesen Gemeinsamkeiten bemerkt man in der Arbeit mit bipolaren Menschen jedoch auch schnell, dass ein und dieselbe Erkrankung zahlreiche Facetten hat. Während es bei den meisten anderen psychischen Erkrankungen gewisse Kernsymptome gibt, die die Patienten miteinander teilen, und damit auch eine gewisse Überlappung bzw. Ähnlichkeit der Symptomatik, gestaltet sich dies bei der bipolaren Störung anders. Hier ist es so, dass die Symptomatik zweier Patienten tatsächlich vollständig unterschiedlich aussehen kann.

Dieser Unterschied liegt natürlich daran, dass bipolare Störungen – wie bereits durch den Namen nahegelegt wird – in den meisten Fällen durch zwei Pole gekennzeichnet sind. Früher auch als »manisch-depressive Störung« bezeichnet, umfasst die bipolare Störung manische (bzw. hypomane) und depressive Symptome. Während Patienten, die sich in einer manischen Phase befinden, in der Regel eine ungewöhnlich gehobene

Stimmung haben, vor Energie strotzen und mit Vorliebe angenehmen Tätigkeiten nachgehen, ohne eventuelle negative Konsequenzen auch nur zu bedenken, leiden dieselben Patienten in depressiven Phasen unter trauriger Stimmung, Interesselosigkeit, Energieverlust sowie selbstabwertenden und negativen Gedanken.

Obwohl der Begriff der Bipolarität das Vorliegen zweier Pole bereits begrifflich nahelegt, wird gemäß der Diagnosekriterien des Diagnostischen und Statistischen Manuals Psychischer Störungen (DSM) der Amerikanischen Psychiatrischen Vereinigung (APA) auch dann die Diagnose einer bipolaren Störung (296.X) vergeben, wenn ausschließlich manische Phasen vorliegen, ohne dass es je eine depressive Phase in der Vorgeschichte des Betroffenen gab. Der wesentliche Unterschied zwischen einer klassischen Depression und bipolaren Störungen liegt also in der An- bzw. Abwesenheit einer maniformen Symptomatik.

Im Folgenden möchten wir zunächst auf die diagnostischen Kriterien der verschiedenen Episoden eingehen, die im Rahmen einer bipolaren Störung auftreten können. Hierbei möchten wir durch Fallbeispiele veranschaulichen, wie die Symptomatik bei Betroffenen ganz konkret aussehen kann und wie vielgestaltig die bipolare Störung tatsächlich ist.

Anschließend möchten wir den Blick auf den längsschnittlichen Verlauf der bipolaren Störung lenken und darauf eingehen, wie unterschiedlich das Leben verschiedener Betroffener über die Zeit hinweg ausfallen kann.

Depressive Symptomatik

Fast jeder Mensch erlebt im Laufe seines Lebens vereinzelt depressive Symptome. Beispielsweise sind wir traurig, wenn uns ein geliebter Mensch verlässt, oder wir fühlen uns erschöpft und lustlos, wenn wir uns gerade in einer besonders stressreichen und herausfordernden Lebensphase befinden. Diese Tatsache spiegelt sich auch in unserer Alltagsspra-

che wider. Nicht selten hören oder sagen wir beispielsweise, dass jemand zurzeit »irgendwie depressiv drauf« sei.

Von einer wirklichen »Depression« im Sinne einer psychischen Erkrankung spricht man hingegen erst dann, wenn jemand eine mindestens zwei Wochen andauernde Phase erlebt, in der entweder eine depressive Stimmung oder ein deutlicher Verlust des Interesses bzw. der Freude an fast allen Aktivitäten, gemeinsam mit weiteren Symptomen, vorliegt. Beispielsweise finden sich dann Symptome wie Konzentrationsschwierigkeiten, Gefühle der Wertlosigkeit, Energieverlust oder auch eine Veränderung des Appetits oder des Schlafes, die allesamt nahezu den ganzen Tag über anhalten. Auch Suizidgedanken treten im Rahmen einer depressiven Episode häufig auf. Die Betroffenen leiden deutlich unter ihrem Befinden und sind hinsichtlich ihres sozialen und / oder beruflichen »Funktionierens« stark beeinträchtigt.

Die Kriterien für die Diagnosestellung einer depressiven Episode sind beispielsweise im DSM-5 (APA 2013) anschaulich zusammengefasst (siehe Abbildung 1).

ABBILDUNG 1 Diagnostische Kriterien der depressiven Episode
(eigene Übersetzung)

A. Mindestens 5 der nachstehenden Symptome müssen während derselben 2 Wochen vorliegen und eine Veränderung zum vorangegangenen Funktionsniveau darstellen. Mindestens eines der Symptome muss (1) oder (2) sein:

1. depressive Verstimmung fast den ganzen Tag lang, fast täglich, nach subjektivem Ermessen oder für andere beobachtbar,
2. deutlicher Verlust von Interesse oder Freude an (fast) allen Aktivitäten nahezu täglich, nach subjektivem Ermessen oder für andere beobachtbar,
3. erheblicher Gewichts- oder Appetitverlust oder erhebliche Gewichts- / Appetitzunahme fast täglich,
4. Schlaflosigkeit oder vermehrter Schlaf nahezu täglich,
5. psychomotorische Unruhe oder Verlangsamung nahezu jeden Tag, nach subjektivem Ermessen oder für andere beobachtbar,
6. Erschöpfung oder Energieverlust nahezu jeden Tag,
7. Gefühl der Wertlosigkeit oder übermäßige Schuldgefühle,
8. Konzentrations- oder Entscheidungsunfähigkeit, fast täglich, nach subjektivem Ermessen oder für andere beobachtbar,
9. wiederkehrende Gedanken an den Tod, Suizidgedanken, ein konkreter Suizidplan oder ein Suizidversuch.

B. Die Symptome verursachen klinisch bedeutsames Leiden oder Beeinträchtigungen in sozialen, beruflichen oder anderen wichtigen Funktionsbereichen.

C. Die Symptome gehen nicht auf die direkten physiologischen Effekte einer Substanz oder eines medizinischen Krankheitsfaktors zurück.

Die durchschnittliche Dauer einer depressiven Episode liegt bei etwa drei Monaten. Neben denjenigen Symptomen, die in Diagnosemanualen unter der Symptomatik der depressiven Episode aufgeführt sind, leiden viele Betroffene auch an zahlreichen körperlichen Beschwerden.

BEISPIEL → Frau P., 43 Jahre alt, stellte sich in unserer Psychotherapeutischen Hochschulambulanz im Rahmen eines Erstgesprächs vor. Die Patientin berichtete mit leiser und monotoner Stimme, dass sie ledig sei und keine Kinder habe. Sie sei freiberufliche Journalistin und ihrer Arbeit stets mit viel Freude und Begeisterung nachgegangen. Seit etwa einem Jahr bemerke sie jedoch, dass ihr die Freude an ihrer Arbeit abhandengekommen sei und sie diese zunehmend als Belastung erlebe. Sie versuche eigentlich nur noch, die Tage irgendwie hinter sich zu bringen. Ihre Leistungen ließen inzwischen sehr zu wünschen übrig und sie mache sich große Sorgen, dass ihre Auftraggeber sie irgendwann gar nicht mehr engagieren würden. Sie habe deshalb große Angst, ihre Existenz zu verlieren.

Allerdings habe sie nicht nur hinsichtlich ihrer Arbeit Schwierigkeiten. Auch ganz allgemein habe sie das Gefühl, gar nicht mehr richtig am Leben teilzunehmen. Zu sportlichen Aktivitäten, welchen sie früher ebenfalls mit großer Freude nachgegangen sei, fühle sie sich gar nicht mehr in der Lage. Auch Unternehmungen mit Freunden und Bekannten seien ihr in den letzten Monaten nur noch lästig gewesen, anstatt dass sie diese, wie früher, habe genießen können. All dies verschlechtere ihre ohnehin schon traurige und hoffnungslose Stimmung noch zusätzlich.

Sie beschrieb darüber hinaus, dass sie vor etwa einem Jahr einen tiefen Stimmungseinbruch erlebt habe, ohne dass sie hierfür einen ganz konkreten Grund angeben könne. Damals sei zwar eine Beziehung in die Brüche gegangen, aber das sei schließlich nicht das erste Mal in ihrem Leben und es sei noch nicht einmal eine lange Beziehung gewesen. Seither sei sie jedoch traurig und energielos. Sie fühle sich ständig erschöpft. Darüber hinaus könne sie sich kaum mehr auf etwas konzentrieren, was ihr besonders dann auffalle, wenn sie für einen Artikel Recherchen betreiben müsse. Sie wache seit einigen Monaten regelmäßig viel früher auf, als sie eigentlich müsse, und finde dann auch nicht mehr in den Schlaf zurück. Auch habe sie kaum mehr Appetit.

Inzwischen fühle sie sich absolut wertlos und verspüre in manchen Momenten einen Lebensüberdruss. Manchmal habe sie sogar Suizidgedanken. Solche Gedanken seien ihr vor dieser Phase niemals gekommen und machten ihr große Angst.

Das Beispiel von Frau P. verdeutlicht, wie tief greifend und belastend eine klinisch relevante Depression tatsächlich ist. »Depressiv« zu sein beinhaltet mehr als ein Gefühl von Traurigkeit, das sich möglicherweise direkt nach einer Belastung einstellt und relativ schnell wieder vergeht. Auch zeigen sich die Symptome, zu denen es im Rahmen einer depressiven Episode kommt, nicht ausschließlich auf der Gefühlsebene, sondern betreffen darüber hinaus die gedankliche, die körperliche, die motivationale und auch die Verhaltensebene. → Depressive Phasen, Seite 101

Manische Symptomatik

Ähnlich wie bei depressiven Symptomen kann man auch sagen, dass fast jeder Mensch im Laufe seines Lebens vereinzelt manische Symptome erlebt. Die klinische Relevanz – und damit die Krankheitswertigkeit der Symptomatik – ergibt sich jedoch auch hier erst aus dem Zusammentreffen einer Mindestanzahl von Symptomen über einen gewissen Zeit-

raum hinweg. So versteht man unter einer manischen Episode eine mindestens einwöchige, klar umschriebene Phase anhaltend gehobener, expansiver oder auch reizbarer Stimmung, die gemeinsam mit weiteren Symptomen auftritt: beispielsweise einem verminderten Schlafbedürfnis, übertriebenem Optimismus, einem übersteigerten Selbstwertgefühl und einer übermäßigen Beschäftigung mit angenehmen Aktivitäten.
Die Kriterien für die Diagnosestellung sind auch im Falle der manischen Episode anschaulich im DSM-5 (APA 2013) zusammengefasst (Abbildung 2).

ABBILDUNG 2 Diagnostische Kriterien der manischen Episode (eigene Übersetzung)

A. Eine mindestens einwöchige umschriebene Episode anhaltend gehobener, expansiver oder reizbarer Stimmung und gleichzeitiges Vorliegen ungewöhnlicher sowie anhaltend erhöhter zielgerichteter Aktivität oder Energie (auch kürzer, wenn eine Klinikaufnahme erfolgt ist).

B. Während dieser Episode liegen mindestens 3 (4 bei gereizter Stimmung) der folgenden Symptome andauernd und in ausgeprägtem Schweregrad vor:

1. übersteigertes Selbstwertgefühl oder Größenideen,
2. verringertes Schlafbedürfnis (fühlt sich z.B. bereits nach 3 Stunden Schlaf ausgeruht),
3. gesprächiger als gewöhnlich oder Drang dauernd weiterzureden,
4. Ideenflucht oder subjektives Erleben des Gedankenjagens
5. Ablenkbarkeit,
6. Zunahme zielgerichteter Aktivitäten (sozial, bei der Arbeit oder in der Schule, sexuell) oder psychomotorische Unruhe,
7. übermäßige Beschäftigung mit angenehmen Aktivitäten, die mit hoher Wahrscheinlichkeit unangenehme Konsequenzen nach sich ziehen (z.B. zügellose Großeinkäufe, sexuelle Indiskretion, törichte geschäftliche Investitionen).

C. Die Episode ist schwer genug, um eine deutliche Beeinträchtigung in der Arbeitsleistung, sozialen Aktivitäten oder Beziehungen zu anderen zu bewirken, oder erfordern eine Hospitalisierung, um Selbst- oder Fremdgefährdung zu verhindern, oder psychotische Merkmale liegen vor.

D Die Symptome gehen nicht auf die direkten physiologischen Effekte einer Substanz oder eines medizinischen Krankheitsfaktors zurück.

Um eine manische Episode diagnostizieren zu können, müssen alle Kriterien A bis D erfüllt sein. Obwohl also viele Menschen vereinzelt manische Symptome kennen, sind für die tatsächliche Diagnosestellung einer manischen Episode komplexere Erscheinungen nötig.

BEISPIEL → Herr S., ein zwanzigjähriger Zivildienstleistender, wurde in der Klinik für Psychiatrie und Psychotherapie zunächst aufgrund einer schweren depressiven Symptomatik aufgenommen. Neben einer psychotherapeutischen erfolgte auch eine antidepressive medikamentöse Behandlung. Herr S. sprach relativ schnell auf die Behandlung an und sein Zustand besserte sich zusehends. Während er zu Beginn seines Klinikaufenthaltes sehr leise und langsam sprach, von starken Minderwertigkeitsgefühlen berichtete und stets in sich zusammengesunken auf dem Stuhl saß, wirkte er bereits wenige Wochen später zunehmend selbstbewusst.

Nachdem dies seitens des behandelnden Teams zunächst als therapeutischer Erfolg verbucht wurde, stieg seine Stimmung immer weiter an und erreichte irgendwann ein Niveau, das weit über dem lag, was man für gewöhnlich als »gute Stimmung« bezeichnen würde. Herr S. wirkte stark euphorisch und berichtete, dass es ihm nie besser gegangen sei. Er war körperlich sehr angetrieben und konnte in Gesprächen nicht mehr ruhig auf einem Stuhl sitzen bleiben. Er wippte nervös mit den Beinen, hatte stets irgendetwas in den Händen und schaukelte mit seinem Stuhl auf und ab. Seine Stimme war laut und kräftig. Er sprach sehr schnell und ließ sein Gegenüber kaum mehr zu Wort kommen. Ergriff der andere doch irgendwann das Wort, dauerte es nur wenige Momente, bis Herr S. ihn abermals unterbrach.

In Gruppentherapien riss Herr S. das Wort an sich und begegnete seinen Mitpatienten mit läppischen Kommentaren. Sie sollten sich mal nicht so anstellen, sondern einfach das Leben genießen. Er hielt sich immer weniger an die mit dem Stationspersonal vereinbarten Ausgangszeiten und nutzte seine Ausgänge, um sich Unmengen neuer Dinge zu kaufen, die er eigentlich gar nicht brauchte. Seine Eltern berichteten nach kurzer Zeit, dass Herr S. bereits einen Großteil seines Angesparten, das eigentlich für die Finanzierung eines Studiums gedacht gewesen sei, ausgegeben habe. Herr S. schlief in dieser Zeit nur noch wenige Stunden pro Nacht und lief auch nachts ruhelos über die Gänge der Station. Er schien voller Energie zu sein und keinerlei Müdigkeit zu verspüren.

Während eine »normale« gehobene Stimmung in aller Regel an ein spezifisches Ereignis geknüpft ist, sich vergleichsweise schnell wieder normalisiert, sobald dieses vorüber ist, und kaum von beispielsweise vegetativen Symptomen begleitet ist, sind manische Episoden – ebenso wie depressive – durch ein Muster verschiedener, andauernder Symptome gekennzeichnet. Zudem kommt es aufgrund der Symptomatik einer Manie zu deutlichen Beeinträchtigungen in der Lebensführung der Betroffenen, wohingegen eine alltägliche (nicht manische) gehobene Stimmung in aller Regel keine negativen Auswirkungen auf das Leben eines Menschen hat. → **Manische Phasen, Seite 104**

Hypomane Symptomatik

Unter einer hypomanen Episode versteht man im Wesentlichen eine manische Episode leichterer Ausprägung. Während die Stimmung der Betroffenen mindestens eine Woche lang gehoben, expansiv oder reizbar sein muss, um die Diagnosekriterien einer manischen Episode zu erfüllen, wird von einer Hypomanie bereits dann gesprochen, wenn die Stimmungsveränderung wenigstens einige Tage hintereinander anhält. Im DSM wird eine Mindestdauer von vier Tagen spezifiziert. Auch bei der hypomanen Episode wird die Veränderung der Stimmung begleitet von weiteren Symptomen wie einem übersteigerten Selbstwertgefühl, Rededrang oder einer Zunahme an zielgerichteten Aktivitäten.

Obwohl eine hypomane Episode durch eine eindeutige, für die betroffene Person in symptomfreien Zeiten untypische und für andere beobachtbare Veränderung in der Lebensführung gekennzeichnet ist, ist sie im Gegensatz zur manischen Episode nicht schwer genug, um eine deutliche Beeinträchtigung in der Arbeitsleistung oder auch in sozialen Aktivitäten zu bewirken oder einen Klinikaufenthalt notwendig zu machen. Außerdem kommt es im Rahmen einer Hypomanie nicht zu psychotischen Symptomen, die durchaus Teil einer manischen Episode sein können.

BEISPIEL → Frau R. ist 27 Jahre alt, ausgebildete Floristin und arbeitet seit vielen Jahren in einem kleinen Blumenladen. Sie war seit jeher eine angenehme Kollegin und Mitarbeiterin: immer höflich und eher angepasst. Ihren Aufgaben kam sie stets, ohne groß zu widersprechen oder etwas zu hinterfragen, zuverlässig nach. Zu Konflikten zwischen ihr und ihren Kolleginnen oder auch ihrer Chefin kam es nie.

Plötzlich erschien sie ausgelassener und glücklicher – vielleicht sogar »aufgedrehter« – als zuvor. Im Gegensatz zu ihren sonstigen Gewohnheiten begann sie mit der Arbeit auf einmal bereits zwei Stunden vor der Öffnungszeit. Darauf angesprochen, berichtete sie, dass sie gerade einfach mit weniger Schlaf auskäme als sonst und nicht wisse, wohin sie sonst mit ihrer Energie solle, wenn nicht in den Laden. Sie brachte plötzlich viele neue Ideen ein und begann, verschiedene Vorschläge zur Umgestaltung des Ladens zu erarbeiten.

Mit großer Begeisterung und Freude überlegte sie sich außerdem verschiedene Konzepte, wie man den Kundenstamm des Ladens vergrößern und den Absatz steigern könne. Auch im Umgang mit den Kunden schien sie plötzlich wie ausgewechselt. Während sie ihrer Arbeit sonst eher ruhig nachging und mit den Kunden höflich nur wenige Worte wechselte, war sie nun übermäßig gesprächig, lachte und schäkerte. Manches Mal machte sie sogar den Eindruck, mit dem einen oder anderen männlichen Kunden zu flirten. In die Gespräche ließ Frau R. gekonnt Witze und Wortspiele einfließen.

Besonders erstaunt waren die Kolleginnen darüber, dass Frau R. in Gesprächen mit Kunden plötzlich viel Privates von sich preisgab und sowohl weibliche als auch männliche Kunden fragte, ob sie nicht abends noch etwas mit ihr unternehmen wollten. Während die gehobene Stimmung von Frau R. auf die Kunden scheinbar ansteckend schien, kam bei den langjährigen Kolleginnen allmählich die Frage auf, ob es sich bei der ungewöhnlich guten Stimmung von Frau R. womöglich um mehr als nur eine nachvollziehbare Fröhlichkeit handelte.

Das Fallbeispiel verdeutlicht, dass es zuweilen sehr schwer sein kann, eine hypomane Symptomatik als etwas »Krankheitswertiges« zu erkennen. Zwar registriert das Umfeld der Betroffenen meist, dass irgendetwas anders ist als sonst, doch bleibt dies oftmals ohne Konsequenzen. Während es in unserer Gesellschaft durchaus üblich und auch erwünscht ist, jemanden auf seine niedergeschlagene und traurige Stimmung anzusprechen und diesem Hilfe anzubieten bzw. ihm nahezulegen, Hilfe aufzusuchen, ist es nicht gesellschaftlicher Usus, Vergleichbares auch dann zu tun, wenn man bei jemandem eine besonders gehobene Stimmung beobachtet. → Hypomane Phasen, Seite 31

Gemischte Symptomatik

Obwohl manische und depressive Episoden als Gegenpole verstanden werden können, liegen sie in manchen Fällen nicht nur sehr nahe beieinander, sondern treten sogar gemeinsam auf. In solchen Fällen spricht man von einer gemischten Episode oder auch einer dysphorischen Manie. Gemischte Episoden sind dadurch gekennzeichnet, dass innerhalb einer mindestens einwöchigen Periode sowohl die Kriterien einer depressiven als auch die einer manischen Episode – abgesehen vom jeweiligen Zeitkriterium – nahezu jeden Tag erfüllt sind. Typische depressive bzw. manische Symptome liegen also vor, aber nicht durchgängig über einen Zeitraum von mindestens zwei bzw. einer Woche, sondern eben im Wechsel.

Aufgrund der Stimmungsveränderung im Rahmen einer gemischten Episode kommt es zu einer deutlichen Beeinträchtigung im Funktionsniveau der Betroffenen bis hin zu psychotischen Symptomen. Aufgrund von Selbst- oder Fremdgefährdung kann ein Klinikaufenthalt nötig werden.

Der wesentliche Unterschied zwischen rein manischen und gemischten affektiven Episoden liegt also in der An- bzw. Abwesenheit depressiver Symptome. Allerdings mehren sich Hinweise darauf, dass sich in gemischten Episoden auch die manische Symptomatik anders darstellen kann als in rein manischen Episoden. So weisen Patientinnen und Patienten in gemischten Episoden weniger eindeutig Symptome wie Euphorie oder ein gesteigertes Aktivitätsniveau auf als jene in rein manischen Episoden. Häufiger hingegen sind andere manietypische Symptome wie körperliche Unruhe, gesteigerter Rededrang oder auch Ablenkbarkeit.

Bereits Emil Kraepelin beschreibt im Jahr 1896 die bei manchen bipolaren Patienten zu beobachtende gemischte Symptomatik: »Manische Kranke können vorübergehend nicht nur traurig oder verzweifelt, sondern auch still und gehemmt erscheinen; depressive beginnen zu lächeln, ein Lied zu singen, herumzulaufen.« Und weiter heißt es: »Ein Kranker geht vielleicht verstimmt und gehemmt zu Bett, wacht plötzlich mit dem Gefühle auf, als ob ein Schleier von seinem Hirn weggezogen wäre, verbringt den Tag in manischer Schaffensfreudigkeit, um am nächsten Morgen zerschlagen, mit schwerem Kopfe das ganze Elend seines Zustandes wieder in sich vorzufinden. Oder der hypomanische, übermütige Kranke unternimmt ganz unvermittelt einen schweren Selbstmordversuch« (KRAEPELIN 1896/1913, S. 1284).

Krankheitsverläufe

Die bipolare Störung ist im Alltag eine stark beeinträchtigende Erkrankung. Die Betroffenen befinden sich nach dem ersten Auftreten einer affektiven Episode durchschnittlich etwa ein Fünftel ihres Lebens in solchen Episoden. Und auch zwischen diesen Phasen leiden sie häufig unter einer depressiven oder hypomanen Restsymptomatik (»Residualsymptomatik«), was häufig mit funktionalen Beeinträchtigungen einhergeht. Ganz allgemein lässt sich außerdem sagen, dass im Verlauf bipolarer

Störungen bezüglich der Auftretenshäufigkeit und der Dauer in den allermeisten Fällen die depressiven Episoden dominieren. Nur sehr wenige Betroffene erleben im gesamten Erkrankungsverlauf ausschließlich manische, nicht aber depressive Episoden.

Für die Diagnostik ist es wichtig, zu wissen, dass es – ganz unabhängig davon, wie die aktuelle Symptomatik aussehen mag – nicht mehr möglich ist, eine unipolare Depression zu diagnostizieren, sobald irgendwann im Leben des Betroffenen eine manische, hypomane oder gemischte Episode vorlag. Es ist also so, dass die bipolare Störung der unipolaren Depression im Sinne der Diagnostik hierarchisch übergeordnet ist. Dies geht auf die behandlungsbezogenen Implikationen zurück, die mit der Diagnose der bipolaren Störung einhergehen. So ist beispielsweise die alleinige Einnahme antidepressiver Medikamente bei unipolar depressiven Patientinnen und Patienten angeraten, wohingegen man bei bipolaren vorsichtiger sein muss mit dem Einsatz depressionsspezifischer Medikation. Hier wird zunächst eine stimmungsstabilisierende Medikation empfohlen.

Ähnlich strebt die Verhaltenstherapie bei unipolaren Depressionen meist ausschließlich eine Steigerung angenehmer Aktivitäten an, wohingegen bei bipolaren Patienten zuweilen auch ein gezielter Abbau solcher Unternehmungen erfolgt, da bei diesen nicht nur ein Zuwenig, sondern auch ein Zuviel an angenehmen Aktivitäten für den Krankheitsverlauf problematisch sein kann.

MERKE → **Sobald irgendwann im Leben eines Betroffenen eine manische, hypomane oder gemischte Episode vorlag, ist es nicht mehr möglich, eine unipolare Depression zu diagnostizieren – das gilt unabhängig von der aktuellen Symptomatik des Patienten.**

Im Wesentlichen grenzen die gängigen Diagnosemanuale drei diagnostische Entitäten innerhalb der Gruppe der bipolaren Störungen voneinander ab:

- die Bipolar-I-Störung,
- die Bipolar-II-Störung und
- die Zyklothymie.

Auf jede dieser diagnostischen Kategorien möchten wir im Folgenden kurz eingehen.

Die diagnostischen Kriterien der Bipolar-I-Störung sehen vor, dass mindestens eine manische oder gemischte Episode aktuell oder in der Vorgeschichte des Patienten vorliegt. Wie bereits erwähnt, erleben Betroffene in den meisten Fällen – jedoch nicht zwingend – darüber hinaus auch depressive Krankheitsepisoden. Die Abbildung 3 veranschaulicht den typischen Krankheitsverlauf der Bipolar-I-Störung.

⟵ **Bipolar-I-Störung**

ABBILDUNG 3 Ausschnitt eines typischen Krankheitsverlaufs bei einer Bipolar-I-Störung

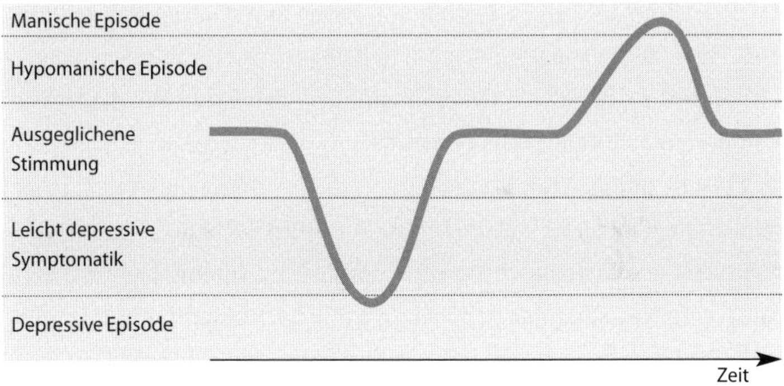

Bei der Bipolar-II-Störung wird hingegen sowohl das Vorliegen mindestens einer depressiven Episode als auch das Vorliegen mindestens einer hypomanen Episode vorausgesetzt. Es darf hier niemals eine manische oder gemischte Episode vorgelegen haben, denn dies würde die Diagnose der Bipolar-I-Störung bedeuten.

⟵ **Bipolar-II-Störung**

ABBILDUNG 4 Ausschnitt eines typischen Krankheitsverlaufs bei einer Bipolar-II-Störung

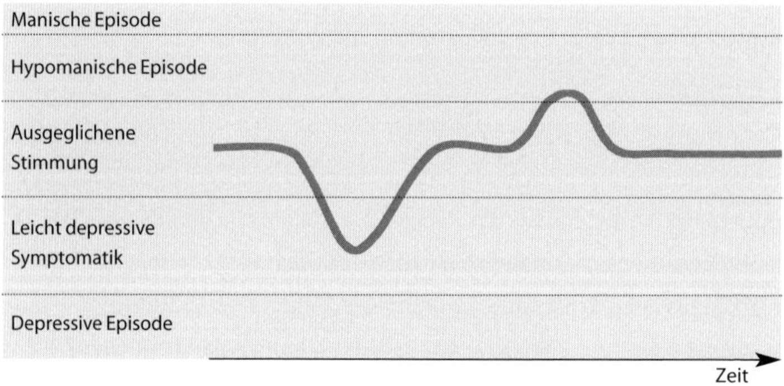

Die Zyklothymie ist eine chronische Verlaufsform der bipolaren Störung, die durch eine anhaltende Instabilität der Stimmung gekennzeichnet ist. Bei der Zyklothymie liegen innerhalb einer Zwei-Jahres-Periode zahlreiche Episoden mit hypomaner sowie zahlreiche Episoden mit einer depressiven Symptomatik vor. Dabei darf die depressive Symptomatik nie derart schwer sein, dass sie die Kriterien einer depressiven Episode erfüllt. Symptomfreie Intervalle innerhalb dieser zwei Jahre überschreiten niemals einen Zeitraum von zwei Monaten.

⟵ Zyklothymie

Innerhalb der ersten beiden Jahre der Erkrankung dürfen außerdem niemals die Kriterien für eine depressive, manische oder gemischte Episode erfüllt gewesen sein, da dies auf das Vorliegen einer anderen Diagnose hinweisen würde. Kommt es nach diesen ersten zwei Jahren zu voll ausgeprägten depressiven, manischen oder gemischten Krankheitsepisoden, so wird je nach Episode neben der Zyklothymie eine Bipolar-I- oder eine Bipolar-II-Störung diagnostiziert. Da die Stimmungsschwankungen im Rahmen der Zyklothymie vergleichsweise schwach ausgeprägt sind und es weder zum Vollbild einer manischen noch zu einer depressiven Episode kommt, suchen Betroffene vergleichsweise selten einen Arzt oder Psychotherapeuten auf.

ABBILDUNG 5 Ausschnitt eines typischen Krankheitsverlaufs bei einer Zyklothymie

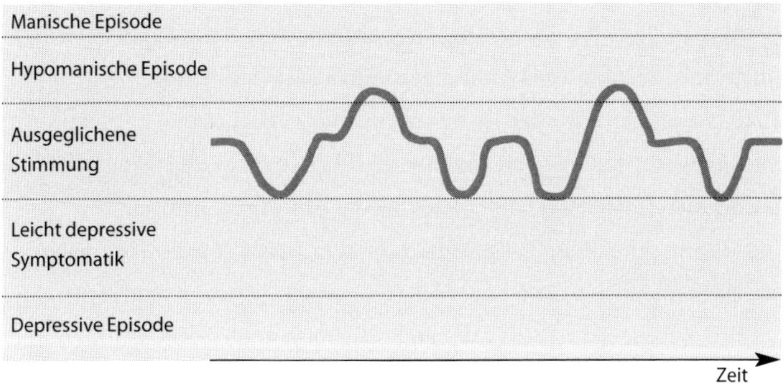

Zahlen und Fakten

Die Lebenszeitprävalenz der bipolaren Störungen, das heißt das Risiko, mindestens einmal im Leben daran zu erkranken, liegt bei etwa 1,6–2,4 Prozent und somit deutlich unter derjenigen der »klassischen« Depression (KESSLER u. a. 1994; MERIKANGAS u. a. 2011). Trotzdem ist dieses Störungsbild nicht nur für die Betroffenen selbst, sondern auch gesundheitspolitisch von großer Relevanz, denn die bipolare Störung gehört einem Bericht der Weltgesundheitsorganisation (WHO) zufolge zu denjenigen Erkrankungen, die weltweit am häufigsten zu andauernden Behinderungen führen (WHO 2001).

Die bipolare Störung ist im Allgemeinen durch ein Wiederauftreten affektiver Episoden gekennzeichnet. Schätzungen gehen davon aus, dass etwa 50–90 Prozent der Patientinnen und Patienten während ihres Krankheitsverlaufs mehrere Episoden durchleben (GOLDBERG u. a. 1995; GOODWIN / JAMISON 1990). Dabei scheint die Wahrscheinlichkeit des Wiederauftretens mit zunehmender Episodenzahl anzusteigen. Je mehr Episoden ein Betroffener in der Vergangenheit also bereits durchlebt hat, desto höher ist die Wahrscheinlichkeit, dass es noch zu weiteren Krankheitsepisoden kommen wird.

Kommt es innerhalb eines Jahres zu mindestens vier affektiven Episoden (depressiv, manisch, gemischt oder hypoman), so nennt man dies »Rapid Cycling«. Dabei grenzen sich die Episoden durch einen (teilweisen oder vollständigen) Rückgang der Symptome für mindestens zwei Monate oder aber durch einen Wechsel zu einer Episode mit entgegengesetzter Polarität voneinander ab. Rapid Cycling findet man bei der Bipolar-II-Störung häufiger als bei der Bipolar-I-Störung.

⟵ Rapid Cycling

Das durchschnittliche Ersterkrankungsalter liegt bei bipolaren Störungen etwa zwischen 14 und 24 Jahren (GOODWIN / JAMISON 1990; TONDO u. a. 2010), sodass man es oft mit vergleichsweise jungen Patientinnen und Patienten zu tun hat.

Verglichen mit Personen, die unter einer Bipolar-II-Störung oder einer Zyklothymie leiden, ist bei jenen, die unter einer Bipolar-I-Störung leiden, die Beeinträchtigung in der Lebensführung am stärksten ausgeprägt. Bei ihnen kommt es oftmals nicht nur aufgrund depressiver Episoden, sondern auch aufgrund der manischen Symptomatik zu Klinikaufenthalten. Gleichzeitig haben sie – insbesondere aufgrund der Schwere der Symptomatik und der daraus resultierenden Folgen –, was die maniformen Episoden angeht, oft eine größere Behandlungsmotivation als andere bipolare Patienten. Der Leidensdruck, der auf die manische Symptomatik zurückzuführen ist, ist bei Bipolar-I-Patienten deutlich höher als bei zyklothymen oder Bipolar-II-Patienten.

Diagnostische Tücken und Besonderheiten

Die bipolare Störung hat viele Gesichter, was auch auf das Changieren der Symptome zwischen beiden Polen der Erkrankung zurückgeht. Aber auch Patienten, die sich in ein und derselben Art affektiver Episoden befinden, können eine gänzlich unterschiedliche Symptomatik aufweisen. Wir möchten dies am Beispiel einer manischen Episode verdeutlichen.

BEISPIEL → Herr L. war, als er erstmals bei uns in der Hochschulambulanz vorstellig wurde, 25 Jahre alt. Er studierte Geschichte und Englisch auf Lehramt und war bislang ein eher ruhiger und unauffälliger Typ. Wie er und seine Eltern uns berichteten, hatte er stets einen stabilen Freundeskreis, war beliebt und in örtlichen Vereinen aktiv. Er war gleichzeitig nie ein Mensch, der ein Leben »auf der Überholspur« führte.

Einige Monate vor unserem ersten Kennenlernen hatte sich das jedoch geändert. Herr L. lebte plötzlich auf. Er begann, mehr auszugehen als zuvor, und lernte viele neue Leute kennen. Er wandte sich ab von seinen bisherigen Freunden, weil ihm diese plötzlich uninteressant schienen. Stattdessen umgab er sich mit »hippen« Mittdreißigern, die nicht in Studentenkneipen, sondern in »angesagten« Clubs verkehrten. Anstatt wie gewohnt gemütlich mit einem Bier in der Hand über Gott und die Welt zu diskutieren, genoss er das Nachtleben nun in der nächstgelegenen Großstadt und »ließ die Champagnerkorken knallen«. Seine Leistungen im Studium brachen deutlich ein.

Gleichzeitig schien er immer überzeugter davon, dass seine Dozenten seine Genialität verkannten und er eigentlich mehr Ahnung von der Materie habe als diese selbst. Darüber hinaus schlief er immer weniger und schien trotzdem stets fit. Körperlich wirkte er unruhig und zappelig. Außerdem war er sehr ungeduldig und ungewöhnlich gesprächig. In Unterhaltungen kamen andere kaum mehr zu Wort. Alte Freunde und Verwandte bemerkten seine Veränderung schnell und wunderten sich über die plötzliche Wandlung.

Richtig Sorgen machten sie sich jedoch erst, als er begann, große Mengen an Geld auszugeben und sich zunehmend in Schwierigkeiten zu bringen. Nachdem er sich über einige Wochen hinweg mit neuer, sehr teurer Kleidung eingedeckt hatte und das Nachtleben nicht nur am Wochenende, sondern auch unter der Woche ausgiebig zu genießen schien, buchte er ganz spontan eine Reise und hielt es für eine gute Idee, erst einmal Abstand von allem zu gewinnen und sich darüber klar zu werden, was er eigentlich wirklich wolle. Er berichtete, dass er sich mit seinem Studium gänzlich unterfordert fühle, und zog in Erwägung, sich im Ausland selbstständig zu machen. Beispielsweise hielt er es für eine »geniale Idee«, einen Dönerladen in den USA zu eröffnen oder sich als Immobilienmakler in Spanien selbstständig zu machen.

Einwänden von Verwandten und Freunden begegnete er mit läppischen Kommentaren. Sie seien genauso spießig und langweilig wie der Großteil der Menschen und würden es ihm einfach nicht gönnen, dass er endlich sein Potenzial erkannt habe und mehr Spaß am Leben habe als sie. Seine Reise trat er wie geplant an – ungeachtet der Tatsache, dass es mitten im Semester war und er in einigen Veranstaltungen an der Universität Anwesenheitspflicht hatte.

Nach seiner zweiwöchigen Abwesenheit schien seine Stimmung weiterhin ungewöhnlich gehoben. Er habe nun beschlossen, dass er nicht mehr studieren wolle, und exmatrikulierte sich entgegen allen Einwänden seitens seiner Angehörigen. In den kommenden Wochen schien er kaum mehr zu schlafen. Er schmiedete immer neue Pläne, wie er in kurzer Zeit viel Geld verdienen könne.

Nach einigen Wochen veränderte sich seine Stimmung erneut. Plötzlich schien er sehr traurig. Sein Verhalten der letzten Wochen war ihm unangenehm und er entschuldigte sich dafür mehrfach bei seinen Angehörigen. Er könne sich nicht erklären, wie es so weit habe kommen können. Weiterhin berichtete er, dass er eigentlich gerne sein Studium wieder aufnehmen wolle, sich jedoch nicht traue, den zuständigen Sachbearbeiter wegen einer erneuten Immatrikulation anzusprechen. Er sei sich auch nicht sicher, ob er überhaupt in der Lage sei, sein Studium erfolgreich zu absolvieren. Schließlich sei er nicht besonders schlau und habe es, nach all dem, wie er sich in den vergangenen Wochen verhalten habe, auch gar nicht verdient, von seinen Eltern noch das Studium ermöglicht zu bekommen.

Herr L. zog sich deutlich zurück. Er wollte mit niemandem mehr sprechen und wurde immer hoffnungsloser. Seine Energie schien plötzlich wie verschwunden. Er schlief übermäßig viel, verlor seinen Appetit und konnte sich zu keiner Aktivität mehr aufraffen. Ihm wurde klar, dass irgendetwas mit ihm nicht stimmte, sodass er sich nach einigen Wochen übermäßig trauriger Stimmung an seinen Hausarzt wandte.

Bei Herrn L. war die Diagnose der bipolaren Störung vergleichsweise augenscheinlich. Die von ihm berichtete Symptomatik entsprach ziemlich genau dem, was man als »Prototyp« der bipolaren Störung bezeichnen könnte. Das ist jedoch bei Weitem nicht immer der Fall, wenn man es mit bipolaren Patienten zu tun hat. Ganz anders als bei Herrn L. sah beispielsweise die Symptomatik bei Frau W. aus.

BEISPIEL → Frau W., 45 Jahre alt, meldete sich in der Ambulanz wegen depressiver Stimmung. Sie berichtete im Erstgespräch, dass es ihr nun bereits seit einigen Wochen nicht gut gehe. Sie sei niedergeschlagen, energielos und habe kein Interesse mehr an Dingen, die ihr gewöhnlich Freude bereiteten. Sie würde sehr viel mehr essen als sonst und habe bereits mehrere Kilogramm zugenommen. Aktuell habe sie keinen geregelten Tagesablauf mehr und verbringe die meiste Zeit schlafend im Bett. Sie berichtete weiterhin, dass sie eine solche Phase nicht zum ersten Mal in ihrem Leben habe. Bereits mehrfach sei sie in ein »tiefes Loch« gefallen und nur schwer wieder auf die Beine gekommen. Sie sei deswegen auch schon einmal in psychotherapeutischer Behandlung gewesen.

Bezüglich ihrer aktuellen Lebensumstände berichtete Frau W., dass sie allein in einer kleinen Zwei-Zimmer-Wohnung lebe. Arbeiten würde sie in einer Werkstatt für behinderte Menschen (WfbM). Zwar habe sie im Alter von 19 Jahren Abitur gemacht und zunächst auch begonnen zu studieren, doch habe sie dieses Studium irgendwann abgebrochen, weil sie wenig Geld gehabt hatte. Sie habe dann zunächst in verschiedenen Jobs gearbeitet. Seit einigen Jahren arbeite sie nun in der Verwaltung der Werkstatt.

Im therapeutischen Gespräch wirkte Frau W. sehr intelligent, gebildet und hoch strukturiert, sodass die Tatsache, dass sie in einer WfbM arbeitete, aus therapeutischer Sicht zunächst etwas überraschte.

Zu der Zeit, in der Frau W. in unserer Hochschulambulanz vorstellig wurde, arbeitete ich (Larissa Wolkenstein) nicht nur dort, sondern auch auf einer geschlossenen Station in einer psychiatrischen Klinik. Als ich in der darauffolgenden Woche montags auf meine Station kam, erfuhr ich, dass Frau W. am Wochenende dort aufgenommen worden war. Angesichts der von Frau W. im Erstgespräch geschilderten Symptomatik und ihres Auftretens war ich überrascht über diese Aufnahme. Als ich danach fragte, weshalb sie auf die Station aufgenommen worden sei, berichteten die Pflegekräfte, dass sie bereits mehrfach stationär dort gewesen sei. Es bestehe der Verdacht auf eine schwere Persönlichkeitsstörung. Sie verhalte sich deutlich antisozial. Immer wieder würde sie es nicht mehr allein zu Hause aushalten und käme dann eigenständig in die Klinik. Meist bliebe sie nur wenige Wochen – manchmal sogar nur Tage –, bevor sie wieder nach Hause entlassen werden könne.

Die Tatsache, dass Frau W. vom Stationspersonal als schwer persönlichkeitsgestört beschrieben wurde, überraschte uns. In unserem Erstgespräch wirkte Frau W. auf der Beziehungsebene unauffällig. Gerade dort kommt es bei Patienten mit Persönlichkeitsstörungen jedoch in der Regel zu Auffälligkeiten. Entsprechend neugierig waren wir darauf, wie sich Frau W. im stationären Rahmen wohl verhalten würde.

Da eine realistische Wahrscheinlichkeit bestand, dass ich Frau W. nach ihrem Klinikaufenthalt wieder ambulant sehen würde, wurde im Stationsteam vereinbart, dass die stationäre Behandlung besser ein anderer Therapeut übernehmen sollte. Entsprechend führte ich mit Frau W. im stationären Rahmen keine Einzelgespräche. Allerdings leitete ich die Gesprächsgruppe der Station, an der auch Frau W. teilnehmen sollte.

In der ersten Sitzung der Gruppe wurde ich überrascht: Frau W. war sehr gereizt, verhielt sich sowohl mir als auch Mitpatienten gegenüber aggressiv und war insgesamt unhöflich. Sie wertete die Redebeiträge von mir und den anderen Patienten lauthals ab und verkündete, dass das doch alles völliger Quatsch sei und niemandem helfen könne. Sie war körperlich sehr unruhig, stand zwischendurch immer wieder auf und lief ein paar Schritte hin und her. Sie konnte mit ihrer Aufmerksamkeit nicht beim Gruppengespräch bleiben, sondern wurde von Kleinigkeiten um sie herum abgelenkt und warf daher immer wieder Dinge ein, die inhaltlich nicht zu dem passten, was gerade Thema in der Gruppe war.

Nach etwa der Hälfte der Zeit sagte sie, dass ihr das nun zu blöd sei und sie sich auf ihr Zimmer zurückziehe. Langsam konnte ich nachvollziehen, wie der Verdacht einer Persönlichkeitsstörung bei Frau W. aufgekommen war. Zwischen der Frau, die ich in der Klinik erlebte, und jener, die mir in unserem ambulanten Erstgespräch gegenübersaß, gab es kaum Ähnlichkeiten.

Nach etwa zwei Wochen wurde Frau W. entlassen. Sie gab an, dass sie nun wieder allein zurechtkäme. Vor allem könne sie wieder schlafen, was ihr zum Zeitpunkt der Klinikaufnahme nicht mehr möglich gewesen sei.

Die nächste ambulante Sitzung erwartete ich mit Spannung. Als Frau W. kam, saß mir wieder jene Frau gegenüber, die ich im Erstgespräch vier Wochen zuvor kennengelernt hatte: Sie war ruhig, freundlich und verhielt sich angemessen. Von gereizter und aggressiver Stimmung war nichts mehr zu spüren.

In den weiteren Sitzungen stellte sich heraus, dass Frau W. unter einer bipolaren Störung litt. Manische Phasen äußerten sich bei ihr jedoch nicht in gehobener, sondern vielmehr in gereizter Stimmung. Da sie immer nur dann in die psychiatrische Klinik ging, wenn sie kaum mehr schlief und entsprechend in manisch-reizbarer Stimmung war, blieb dem dortigen Personal der phasenhafte Verlauf der Symptomatik verborgen. Zudem verhielt sich Frau W. in ihren manischen Episoden derart unkooperativ, dass ein strukturiertes klinisches Interview, das vermutlich Aufschluss über den Krankheitsverlauf hätte geben können, schlicht nicht durchführbar war. All dies führte vermutlich zu dem Verdacht einer Persönlichkeitsstörung.

Die beiden beschriebenen Fälle machen deutlich, wie unterschiedlich die Symptomatik bei bipolaren Patienten aussehen kann. Darüber hinaus wird deutlich, wie wichtig es ist, die Symptomatik nicht nur im Quer-, sondern stets auch im Längsschnitt zu betrachten. Hierfür kann es in vielen Fällen notwendig sein, nicht nur Informationen von den Betroffenen selbst einzuholen, sondern zu versuchen, auch Angehörige der Betroffenen in die Diagnosefindung mit einzubeziehen sowie deren fremdanamnestische Perspektive zu erheben. → Angehörige, Seiten 45, 111

Im Fall von Frau W. beispielsweise war es angesichts ihrer akuten Symptomatik schlicht nicht möglich, sich während des stationären Aufenthaltes ein umfassendes diagnostisches Bild zu verschaffen, ohne Angehörige mit einzubeziehen. Gerade dann, wenn Patienten eine deutlich gereizte oder sonst hochemotionale Stimmung haben, erscheinen sie in Gesprächen mit Ärzten, Therapeuten oder auch Pflegekräften oft unkooperativ und nicht in der Lage, an der Entwicklung einer gründlichen Anamnese mitzuarbeiten.

MERKE → **Um eine bipolare Störung zuverlässig diagnostizieren zu können, ist eine längsschnittliche Betrachtung der Symptomatik ebenso notwendig wie eine querschnittliche. Es empfiehlt sich, stets auch die Sichtweise Angehöriger schon in der Phase der Diagnosefindung zu berücksichtigen.**

Obwohl die oben beschriebenen Fälle bereits deutlich machen, dass es durchaus schwer sein kann, eine manische Symptomatik angemessen einzuordnen, war in beiden Beispielen erkennbar, dass eine Depression allein die Symptomatik nicht erklären kann. Auch das ist nicht immer der Fall, wenn es um die bipolare Störung geht.

Hypomane Episoden werden im klinischen psychiatrischen Alltag häufig übersehen. Insbesondere dann, wenn sie lediglich in der Vorgeschichte des Patienten auftraten. Das hat verschiedene Gründe. Zum einen werden hypomane Episoden von den Betroffenen selbst oft nicht als ungewöhnlich bzw. krankheitswertig bemerkt. Sie fühlen sich in diesen Zeiten gut, sind in der Lage, geistig und körperlich mehr zu leisten als gewöhnlich (ein zudem hoher gesellschaftlicher Wert), und deutliche Beeinträchtigungen in der Arbeitsleistung oder auch in sozialen Aktivitäten bleiben aus. Gerade wenn die Betroffenen selbst diese Episoden nicht als belastend empfinden, gibt es für sie keinen Anlass, die betreffenden Episoden überhaupt zu thematisieren.

Hypomane Phasen

Zum anderen ist es jedoch auch so, dass viele Ärzte und Psychotherapeuten nicht gezielt nach eventuellen hypomanen Episoden fragen. Studien (Bruchmüller/Meyer 2009; Wolkenstein u.a. 2011) haben gezeigt, dass beide Berufsgruppen selbst dann, wenn die Betroffenen von hypomanen Episoden in der Vergangenheit berichten, diese oftmals nicht als solche erkennen.

Im Folgenden findet sich das Fallbeispiel eines Patienten, der unter einer Bipolar-II-Störung leidet. Fallbeispiele wie dieses haben wir in einer eigenen Studie Ärzten und Therapeuten vorgelegt und sie gebeten, eine Diagnose zu vergeben (Wolkenstein u.a. 2011).

BEISPIEL Herr S., ein 42-jähriger Bankangestellter, berichtet, dass er sich in den letzten Wochen fast nur noch niedergeschlagen und leer fühle. Es sei ihm beinahe unmöglich geworden, sich auf seine Arbeit zu konzentrieren. Ständig schweife er gedanklich ab, fühle sich schlapp und müde und zu keiner Anstrengung mehr in der Lage. Morgens habe er oft große Probleme, überhaupt aufzustehen, auch wenn er am Abend zuvor früh ins Bett gegangen sei. Selbst die Beratungstermine mit den Kunden, die er bisher mit großem Engagement wahrgenommen habe, erscheinen ihm nun nur noch als belastend und als ein kaum zu bewältigender Berg. Auch für sein Hobby, die Arbeit in seinem Schrebergarten, könne er sich schon seit beinahe einem Monat gar nicht mehr begeistern.

Auf Nachfragen berichtet Herr S., dass er bis vor einigen Jahren eigentlich immer ganz gut zurechtgekommen sei. Er habe die meiste Zeit gerne in seinem Beruf gearbeitet. In seiner Freizeit habe er sich um seinen Garten gekümmert und habe mit seiner Partnerin oder anderen Freunden etwas unternommen.

Nachdem sich seine Freundin dann aber von ihm getrennt hatte, sei es ihm immer schlechter gegangen und habe er seinen ganzen Lebensmut verloren. Damals habe er sich ähnlich gefühlt wie jetzt, und es sei ihm sogar so schlecht gegangen, dass er daran dachte, sich das Leben zu nehmen. Dies führte seinerzeit zu einem sechswöchigen Klinikaufenthalt. Er habe damals auch kurzfristig ein Medikament bekommen, das er aber nach Rücksprache mit seinem Arzt noch vor der Entlassung wieder abgesetzt habe, weil er so zugenommen hatte.

Ein halbes Jahr nach dem Klinikaufenthalt hatte er jedoch seine neue Partnerin kennengelernt, mit der er sich von Beginn an sehr glücklich gefühlt habe. In dieser Zeit sei es ihm einige Wochen sehr gut gegangen. Er habe sich sehr viel mehr als früher zugetraut und sich so selbstbewusst wie nie zuvor gefühlt. Damals habe er nur noch vier oder fünf Stunden Schlaf gebraucht und fühlte sich dennoch fit. Er habe viel mehr als sonst mit anderen Leuten unternommen, habe angefangen, Sport zu treiben, und sei von morgens bis abends unterwegs gewesen. Seine Freunde hätten damals auch bemerkt, dass er anders war, und gesagt, er sei viel geselliger gewesen als sonst und rede zudem ununterbrochen.

Im Hinblick auf den aktuellen Zustand berichtet Herr S., er sei vor zwei Monaten in eine neue Abteilung versetzt worden. Seitdem sei es ihm zusehends wieder schlechter gegangen und er habe augenblicklich keinerlei Lebensmut mehr. In den letzten drei Wochen sei er so niedergeschlagen und energielos gewesen, dass er sich kaum noch überwinden konnte, aus dem Bett aufzustehen und zur Arbeit zu gehen. Im Moment sieht er sich sogar nicht mehr in der Lage, die einfachsten Dinge des Alltags zu erledigen.

Vergleicht man die in dieser Fallgeschichte enthaltenen diagnoserelevanten Beschreibungen mit den oben aufgeführten Kriterien der depressiven und hypomanen Episode, so wird deutlich, dass Herr S. beide Episoden vollständig erfüllte und somit klar eine Bipolar-II-Störung zu diagnostizieren war. Interessanterweise vergaben in besagter Studie (WOLKENSTEIN u. a. 2011) jedoch fast 60 Prozent der befragten Kliniker eine Fehldiagnose. Die häufigste war die der unipolaren Depression.

Die Studie verdeutlicht außerdem, dass Kliniker dann noch mehr zu einer Fehldiagnose tendieren, wenn die betroffenen Patienten in der Schilderung ihrer Symptome eine scheinbare Erklärung für die hypomane Symptomatik vorbringen. Im Falle von Herrn S. erschwerte also die Tatsache, dass er davon berichtete, zum Zeitpunkt der gehobenen Stimmung gerade frisch verliebt gewesen zu sein, die korrekte Diagnosestellung seitens der Kliniker noch zusätzlich. Dabei ist es tatsächlich so, dass gerade Patienten, die sich in einer hypomanen Episode befinden, ein gesteigertes Interesse an Sexualität haben und häufig auch dazu tendieren, sich schneller zu verlieben als gewöhnlich. Zudem ist es zwar nicht ungewöhnlich, dass jemand, der frisch verliebt ist, vielleicht auch eine bessere Stimmung hat als sonst, doch ist das gemeinsame Vorliegen gleich mehrerer Symptome (auf mehreren verschiedenen Ebenen wie der emotionalen, kognitiven, physiologischen und der des Verhaltens) der hypomanen Episode über mehrere Tage hinweg durchaus auch im Falle frischer Verliebtheit ungewöhnlich.

Im Falle von solch »scheinbaren« Erklärungen für einen hypomanen Zustand ist für den Praktiker also besondere Vorsicht geboten.

MERKE → **Besonders hypomane Episoden werden selbst von professionellen Helfern häufig dann übersehen, wenn die Betroffenen Erklärungen für ihren veränderten Zustand angeben. Die Tatsache, dass ein Patient beispielsweise**

angibt, zur Zeit des Vorliegens hypomaner Symptome verliebt gewesen zu sein, schließt die Diagnose einer hypomanen Episode nicht automatisch aus.

Diagnostisch ebenfalls nicht immer ganz leicht einzuordnen ist der Beginn affektiver Episoden. Gerade Patienten, die bereits mehrere Episoden im Verlauf ihrer Krankheitsgeschichte durchlaufen haben, reagieren mitunter sehr sensibel auf jedwede Stimmungsveränderung. Sind sie ein, zwei Tage etwas schlechter gelaunt, so fürchten sie, dass sie depressiv werden könnten. Fühlen sie sich hingegen gut, befürchten sie oft, dass dies bereits die ersten Anzeichen einer Manie oder einer Hypomanie sind.

⟵ Frühwarnzeichen

Selbstverständlich ist es wichtig, auf erste Anzeichen von affektiven Episoden – sogenannte Frühwarnzeichen – zu achten. Gleichzeitig ist es jedoch auch wichtig, dass Patienten ebenso wie Angehörige und professionelle Helfer lernen, zwischen normalen Stimmungsschwankungen und tatsächlichen ersten Anzeichen affektiver Störungen zu unterscheiden. Das wird dadurch erschwert, dass es keine allgemeingültige Regel gibt, wie erste affektive Symptome aussehen und wie sich normale Stimmungsschwankungen äußern.

Allerdings kann man festhalten, dass sich bei vielen Patientinnen und Patienten nicht zuerst die Stimmung verändert, wenn sie (hypo-)manisch oder depressiv werden, sondern vielmehr zunächst der Antrieb und der Schlaf beeinträchtigt sind. Daher ist es oft besonders hilfreich, mit ihnen zu besprechen, was sie in den letzten Tagen alles gemacht und erledigt haben bzw. auch, wie ihre Pläne für die kommenden Tage aussehen.

Eine Zu- oder Abnahme des Antriebs kann sich ganz unterschiedlich äußern. Während die einen plötzlich stundenlang telefonieren, werden andere sexuell aktiver und flirten mehr als gewöhnlich. Wieder andere gehen ungewöhnlich viel aus oder packen sich den Tag voll mit ganz verschiedenen Aktivitäten.

Um zwischen normalen Stimmungsschwankungen und ersten affektiven Symptomen unterscheiden zu können, ist es zudem hilfreich, darauf zu

achten, ob es zum einen *mehrere* Anzeichen für eine veränderte Stimmungslage gibt oder nur eins, sowie zum anderen, ob diese *vielschichtig*, das heißt auf verschiedenen Ebenen zu verorten sind. Beispielsweise spricht eine isoliert gehobene Stimmung weniger für den Beginn einer Manie als eine gehobene Stimmung (emotionale Ebene) in Kombination mit einem übermäßig gesteigerten Selbstwertgefühl (kognitive Ebene) sowie körperlicher Unruhe und einem reduzierten Schlafbedürfnis (körperliche Ebene). → **Frühwarnzeichen, Seite 109**
Ebenfalls relevant ist, ob diese Symptome über mehrere Tage hinweg anhalten und ob es hierfür objektiv einen Grund gibt oder nicht. Normale Stimmungsschwankungen sind in der Regel an entsprechende Auslöser gebunden – so sind wir dann besonders gut gelaunt, wenn wir einen Erfolg zu verbuchen haben. Gleichermaßen lässt die gehobene Stimmung auch wieder nach, wenn das auslösende Ereignis bereits eine Weile zurückliegt. Bei ersten affektiven Symptomen ist dies häufig nicht der Fall, sie bleiben länger erhalten.

Viele Patientinnen und Patienten profitieren davon, ← **Tagebuch** regelmäßig ein Stimmungstagebuch zu führen. In dieses tragen sie täglich ihr Befinden auf verschiedenen Skalen ein (etwa gereizt, euphorisch, glücklich, selbstbewusst). Zudem können Dinge wie die Zubettgehzeit, die Aufstehzeit, die Einnahme von Medikamenten, die Anzahl der Sozialkontakte und andere für die Früherkennung einer beginnenden Symptomatik relevante Variablen systematisch erfragt werden. Das Führen eines solchen Stimmungstagebuchs verstärkt die Selbstbeobachtung der Patienten und hilft sowohl den Betroffenen als auch Helfern dabei, erste Veränderungen rechtzeitig zu bemerken. Zudem kann es dabei helfen, zwischen normalen Stimmungsschwankungen und beginnenden affektiven Symptomen zunehmend besser zu unterscheiden.

Insbesondere dann, wenn Patienten Schwierigkeiten haben, zuverlässig einzuschätzen, ob es sich bei den Stimmungsveränderungen, die sie haben, um alltägliche Schwankungen oder aber um erste Symptome einer anstehenden Krankheitsepisode handelt, kann das vorübergehende Führen eines Stimmungstagebuchs helfen. Zwar wird hier zunächst gezielt die Selbstaufmerksamkeit erhöht, doch dient dies langfristig dem Ziel, dass Patienten auf normale Stimmungsschwankungen nicht mehr mit übermäßiger Sorge reagieren. → Tagebuch, Seite 72

MERKE → Es ist nicht immer leicht, zwischen normalen Stimmungsschwankungen und ersten Symptomen einer affektiven Episode zu unterscheiden. Eine länger anhaltende Veränderung, die sich auf *mehreren* Ebenen abzeichnet (kognitiv, emotional und physiologisch), kann auf den Beginn einer affektiven Episode hinweisen.

← Schizoaffektive Störung

Im Verlauf einer bipolaren Störung kann es auch zu psychotischen Merkmalen kommen. So weisen etwa manische Patienten nicht selten einen Größenwahn auf, wohingegen man in depressiven Episoden eher einen Schuld- oder auch Verarmungswahn findet. Zuweilen kann dann die Abgrenzung zwischen einer bipolaren Störung mit psychotischen Merkmalen und einer schizoaffektiven Störung schwierig sein. Die Tatsache, dass die beiden gängigen Diagnosesysteme ICD und DSM die schizoaffektive Störung unterschiedlich definieren, erschwert die Abgrenzung zusätzlich.

Im DSM ist eine schizoaffektive Störung dadurch definiert, dass eine ununterbrochene Krankheitsperiode vorliegt, in der zu irgendeinem Zeitpunkt eine affektive Episode zeitgleich mit mindestens zwei der folgenden Symptome besteht: Wahnvorstellungen, Halluzinationen, desorganisierte Sprechweise, stark desorganisiertes oder katatones Verhalten oder Negativsymptomatik. Darüber hinaus müssen während des gesamten Krankheitsverlaufs irgendwann Wahnvorstellungen oder aber Halluzinationen für mindestens zwei Wochen *bei gleichzeitiger Abwesenheit* ausgeprägter affektiver Symptome vorliegen. Weiterhin müssen die Symptome, die die Kriterien einer affektiven Episode erfüllen, während eines erheblichen Anteils der Gesamtdauer der floriden und residualen Phasen der Erkrankung vorliegen.

Im Gegensatz zum DSM sehen die von der Weltgesundheitsorganisation herausgegebenen diagnostischen Leitlinien der Internationalen Klassifikation psychischer Störungen (ICD) vor, dass die Diagnose einer schizoaffektiven Störung nur dann gestellt wird, wenn sowohl eindeutig schizophrene als auch eindeutig affektive Symptome gleichzeitig oder nur durch wenige Tage getrennt während derselben Krankheitsepisode vorhanden sind. Als Konsequenz daraus erfüllt die Krankheitsepisode weder die Kriterien für eine Schizophrenie noch für eine depressive oder manische Episode. Im Gegensatz zum DSM reicht hier also das gleichzeitige Vorliegen depressiver und schizophrener Symptome aus. Der Unterschied zwischen einer bipolaren Störung mit psychotischen Merkmalen und einer schizoaffektiven Störung liegt der ICD zufolge in den psychotischen Symptomen selbst. Während diese bei einer bipolaren Störung stimmungskongruent, nachvollziehbarer und flüchtiger sind, sind sie bei der schizoaffektiven Störung nicht mit der affektiven Symptomatik verbunden, eher bizarr und anhaltender.

MERKE → **Die differenzialdiagnostische Abgrenzung der schizoaffektiven Störung von der psychotischen bipolaren Störung erfolgt im DSM aufgrund einer zeitlichen Dissoziation zwischen psychotischer und affektiver Symptomatik. In der ICD hingegen erfolgt sie aufgrund der Beschaffenheit der psychotischen Symptome.**

Bipolar – und nun?

Sagt man einem Patienten erstmals, dass er unter einer bipolaren Störung leidet, so fällt die Reaktion sehr unterschiedlich aus. Einige können mit dem Begriff »Bipolarität« selbst zunächst überhaupt nichts anfangen und reagieren daher entsprechend ratlos. Selbstverständlich werden erfahrene Kliniker es nicht lediglich bei der alleinigen Übermittlung des diagnostischen Labels belassen, sondern dem Patienten genau erläutern, was sich hinter der Bezeichnung der bipolaren Störung konkret verbirgt. Andere Patienten hingegen assoziieren mit diesem diagnostischen Label ganz konkrete Befürchtungen oder auch Hoffnungen.

Auf einige mögliche Bedeutungen, die die Diagnose der bipolaren Störung für Betroffene haben kann, möchten wir in diesem Kapitel eingehen und dabei verdeutlichen, wie sehr ein günstiges Krankheitsverständnis für den Umgang mit der Diagnose von Bedeutung ist.

Was die Diagnose für Betroffene bedeutet

Einige der Patientinnen und Patienten reagieren auf die Diagnose geradezu bestürzt. Dabei liegt die Ursache für diese Bestürzung in den meisten Fällen gar nicht darin, dass ganz spezifisch eine bipolare Störung diagnostiziert wurde, sondern vielmehr darin, dass überhaupt von einer psychischen Erkrankung gesprochen wird. Darin unterscheiden sich bipolare Patienten selbstverständlich nicht von jenen, die unter anderen psychischen Erkrankungen leiden. In unserer Gesellschaft ist eine psychische Erkrankung nach wie vor ein hochgradig stigmatisiertes Merkmal, und es erstaunt daher kaum, dass es für viele Menschen eine große Belastung ist, überhaupt zu erfahren, an einer psychischen Störung erkrankt zu sein.

Allerdings gibt es auch Patienten, die fast ein wenig erleichtert scheinen, vor allem deswegen, weil sie in der Diagnose einer psychischen Störung auch eine Erklärung für ihr eigenes, ihnen selbst oft rätselhaftes Verhalten sehen. Hier kann die klare Diagnose sogar zu einer inneren Entlastung führen.

BEISPIEL → Herr L., der 25 Jahre alte Lehramtsstudent, dessen Fall wir bereits im vorangegangenen Kapitel angesprochen haben, reagierte auf die Übermittlung der Diagnose überraschend erleichtert. Im Gegensatz zu manch anderem Betroffenen verband er mit dem Label »Bipolare Störung« zunächst nichts Konkretes. Für ihn war es erst einmal einfach eine Erklärung dafür, dass er sich in den vergangenen Wochen so anders gefühlt und verhalten hatte als sonst. Er beschrieb, dass er nun sehr froh sei, zu wissen, woran all das gelegen habe, und dass er nun auch seinen nahen Angehörigen etwas mehr darüber sagen könne. Bislang habe er selbst das Erlebte überhaupt nicht einordnen können und befürchtet, er werde einfach »verrückt«. Die Tatsache, dass es sich jedoch um eine Erkrankung handle, die auch andere betreffe, beruhige ihn.

Zudem gebe ihm das auch die Sicherheit, dass man medikamentös und psychotherapeutisch etwas dagegen unternehmen könne. Darüber sei er sehr froh.

Darüber hinaus gibt es jedoch auch Befürchtungen, die spezifisch mit dem Krankheitsbild der bipolaren Störung assoziiert zu sein scheinen. Nach unserer Erfahrung reagieren insbesondere Patienten, in deren näherer Verwandtschaft es weitere Fälle bipolarer Störungen gibt, oftmals mit großer Bestürzung und Verzweiflung auf die Vermittlung der Diagnose.

BEISPIEL → Frau B., Anfang dreißig, suchte eine psychologische Beratungsstelle auf, um eine diagnostische Abklärung zu erhalten. Sie beschrieb im Erstgespräch, dass es in ihrem Leben nun schon wiederholt Phasen gegeben habe, in denen sie sehr niedergeschlagen und traurig gewesen sei. In diesen Zeiten habe sie sich stets stark zurückgezogen, sei ihren

Hobbys nicht mehr nachgegangen und sei von starken Selbstzweifeln geplagt gewesen.

Häufig seien diese Phasen dann aufgetreten, wenn sie sich gerade in einer stressreichen Lebensphase befunden habe – beispielsweise als sie einen neuen Job angetreten und das Gefühl gehabt habe, mit den damit verbundenen Aufgaben überfordert zu sein. Jedoch gebe es auch Phasen, in denen sie sich besonders gut fühlen würde. Sie sei dann ungewöhnlich produktiv und sogar übermäßig gesellig. Meistens sei sie dann viel unterwegs, mache zahlreiche neue Bekanntschaften und sei noch gesprächiger als ohnehin schon.

All das bereite ihr große Sorgen – vor allem deswegen, weil ihre Mutter schon seit vielen Jahren unter einer bipolaren Störung leide. Ihr selbst sei bereits vor einiger Zeit der Gedanke gekommen, dass ihre Stimmungsschwankungen ebenfalls auf eine bipolare Störung zurückgehen könnten. Vor allem habe nun jedoch ihre Mutter darauf gedrängt, dass sie dies diagnostisch abklären lassen solle. Sie habe große Angst davor, tatsächlich auch an einer bipolaren Störung erkrankt zu sein, denn ihre Mutter habe durch ihre Erkrankung bereits vieles in ihrem, aber auch im Leben der Familie kaputt gemacht.

Die diagnostische Abklärung ergab tatsächlich, dass Frau B. unter einer Bipolar-II-Störung litt. Auf die Diagnose reagierte sie zunächst sehr bestürzt. Sie hatte große Angst davor, dass sie nun nicht mehr in der Lage sei, ein normales Leben zu führen, und hegte die Befürchtung, dass damit auch ihr Traum von einer eigenen Familie in Gefahr sei. Schließlich habe sie bei ihrer Mutter erlebt, wie diese Erkrankung auch Familien zerstören könne – ihre Eltern seien nun bereits seit einigen Jahren geschieden.

Die weiteren Gespräche ergaben, dass die Mutter von Frau B. niemals in psychotherapeutischer Behandlung gewesen war, sondern ausschließlich medizinisch-psychiatrische Hilfe in Anspruch genommen hatte. Darüber hinaus habe ihre Mutter stets betont, dass sie gegen die

Erkrankung nichts unternehmen könne, da es sich um eine rein biologisch determinierte Erkrankung handle. In ihrem Gehirn liefen nun mal manche Dinge anders als bei gesunden Menschen. Dafür könne sie nichts und darauf könne sie auch keinen Einfluss nehmen, so die Mutter von Frau B.

Im Verlauf darauf folgender Gespräche war es gut möglich, Frau B. einige ihrer Ängste zu nehmen. Hierfür war es ganz zentral, ein günstiges Krankheitsverständnis mit der Patientin aufzubauen und neben den biologischen Faktoren, die Einfluss auf die Entstehung und den Verlauf der Erkrankung nehmen können, auch den Einfluss von Belastungen und Bewältigungskompetenzen zu verdeutlichen.

Während die Kommunikation der Diagnose für Herrn L. also zunächst eine Erleichterung war, verband Frau B. mit ihr im ersten Moment ein Gefühl des »Ausgeliefertseins«. Letzteres findet seinen Ursprung vermutlich in der historischen psychiatrischen Prägung des Krankheitsbildes der bipolaren Störung und in traditionellen Vorstellungen von »Vererbung«. Lange Zeit galt die bipolare Störung, ähnlich wie die Schizophrenie, als eine Erkrankung, deren Ursache und Aufrechterhaltung rein biologischer Natur seien. Diese Sichtweise legte eine ausschließlich medikamentöse Behandlung nahe. Die Rolle der Psychotherapie bestand entsprechend lediglich darin, die Medikamentencompliance der Patienten aufzubauen bzw. zu unterstützen.

Darüber hinaus sind bis heute zu wenige niedergelassene Psychotherapeuten dazu bereit, bipolare Patientinnen und Patienten zu behandeln. Erst im neuen Jahrtausend wiesen Studien auf die fundamentale Bedeutung psychosozialer Faktoren für den Beginn und Verlauf der Störung hin. Biopsychosoziale Erklärungsmodelle hielten dementsprechend erst in den vergangenen rund zwanzig Jahren Einzug in psychiatrische und psychotherapeutische Fachkreise und scheinen noch bis heute nicht ausreichend zu allen professionellen Helferinnen und Helfern durchgedrungen zu sein.

Vor diesem Hintergrund wird verständlich, weswegen insbesondere Patienten, deren Wissen über die bipolare Störung durch »traditionelle« Modelle geprägt ist, in vielen Fällen zunächst ein ausschließlich biologisches Krankheitsverständnis mitbringen und entsprechend ein Gefühl des Ausgeliefertseins oder der Ohnmacht erleben, wenn sie sich mit dem diagnostischen Label der bipolaren Störung konfrontiert sehen.

Bipolare Störungen treten typischerweise im Jugend- oder im jungen Erwachsenenalter zum ersten Mal auf. Die meisten Betroffenen sind also noch keine dreißig Jahre alt, wenn sie eine erste affektive Episode erleben. Es trifft sie also in einer Lebensphase, in der sie gerade dabei sind, sich ein Leben aufzubauen. Viele Betroffene sind gerade frisch verheiratet, haben kürzlich ihr erstes Kind bekommen und / oder haben die ersten Stufen einer Erfolg versprechenden beruflichen Karriere erklommen. Zu erfahren, dass man an einer psychischen Erkrankung leidet, ist besonders in dieser ereignisreichen Lebensphase eine massive Bedrohung, stellt eine solche Diagnose doch infrage, dass man all den Herausforderungen des eigenen Lebens gewachsen ist und der Verantwortung, die man bereits übernommen hat, gerecht werden kann.

MERKE → **Wenn allzu einfache Modelle von »Vererbung« die Patienten und ihre Angehörigen verunsichern, sind ausführliche therapeutische Gespräche nötig. So lässt sich die persönliche Zuversicht im Umgang mit der Erkrankung erhöhen und die Bewältigung der Symptome im weiteren Verlauf deutlich verbessern.**

Aufbau eines günstigen Krankheitsverständnisses

Unabhängig davon, ob Patienten ein rein biologisches Erklärungsmodell mitbringen oder nicht, ist es von großer Bedeutung, mit den Betroffenen ein Krankheitsverständnis zu erarbeiten, das dem biopsychosozialen Modell der bipolaren Störung entspricht. Ist das Krankheitsmodell der Betroffenen ein rein biologisches, sind sie oftmals kaum zugänglich für psychotherapeutische Interventionsansätze. Ist es hingegen rein psychologisch, sind sie in vielen Fällen kaum zugängig für eine medikamentöse Behandlung.

Professionelle Hilfen sollten heute eine Polarisierung von medizinischen versus psychotherapeutischen Hilfen überwinden und integrativ sein. Eine stimmungsstabilisierende Medikation ist in der Regel genauso ratsam wie eine mittelfristige psychotherapeutische Unterstützung zum Aufbau einer stabilen Bewältigung.

MERKE → **Bei der Behandlung bipolarer Störungen finden im Idealfall psychotherapeutische und medikamentöse Interventionen ergänzend statt. Ein Krankheitsverständnis, das sowohl biologische als auch psychosoziale Einflussfaktoren umfasst, ist für eine langfristige Bewältigung der Symptome optimal.**

Beim Aufbau eines für den Patienten günstigen Krankheitsverständnisses ist es oftmals hilfreich, zwischen drei Dingen zu unterscheiden:

- Erstens bringen Patienten eine gewisse Anfälligkeit – eine »Vulnerabilität« – für die bipolare Störung mit ins Leben.
- Zweitens trägt Stress verschiedenster Art zur Entstehung und zum Verlauf der Erkrankung bei.
- Drittens spielt es eine große Rolle, wie Menschen, die eine Anfälligkeit für eine bipolare Störung mit ins Leben bringen und zusätzlich stressreichen Lebensereignissen ausgesetzt sind, damit umgehen bzw. umzugehen gelernt haben.

Für den Umgang mit der Störung gibt es günstige Verhaltensweisen, die das Auftreten affektiver Episoden verhindern bzw. unwahrscheinlicher machen, und ungünstige Verhaltensweisen, die den Beginn affektiver Episoden eher noch begünstigen.

Bei bipolaren Störungen ist es hilfreich, sich eines biopsychosozialen Konzepts zu bedienen, wie es sich mit dem Vulnerabilitäts-Stress-Bewältigungsmodell bietet.

Die Vulnerabilität der Betroffenen

Bespricht man mit Betroffenen den ersten Faktor, die eigene Vulnerabilität (Verletzlichkeit), und erfragt, welche Art von Anfälligkeit sie möglicherweise mitbringen, so können die Betroffenen oft schon ohne allzu konkretes Nachfragen so manches benennen. Viele Patienten wissen beispielsweise, dass es in ihrer Familie auch andere Fälle affektiver Störungen gibt.

BEISPIEL → Frau G. ist 47 Jahre alt und leidet bereits seit 25–30 Jahren unter einer Bipolar-II-Störung. Gemeinsam mit ihrem Therapeuten möchte sie nun ein Verständnis dafür entwickeln, wie es immer wieder zu den depressiven und hypomanen Phasen in ihrem Leben kommen kann.
Als ihr Therapeut ihr erklärt, dass Menschen, die an einer bipolaren Störung erkranken, immer eine gewisse Anfälligkeit für die Erkrankung mit ins Leben bringen und dass diese Anfälligkeit sowohl angeboren als auch erworben sein kann, nickt sie verständnisvoll mit dem Kopf: »Es kann schon sein, dass ich so etwas wie eine Anfälligkeit für solche Stimmungsschwankungen mitbringe. Wissen Sie, auch mein Vater hatte immer Probleme mit seiner Stimmung.
Ich selbst kann mich kaum an ihn erinnern – meine Eltern ließen sich scheiden, da war ich gerade fünf Jahre alt –, aber meine Mutter hat schon zu Zeiten meiner ersten depressiven und hypomanen Episoden immer gesagt, dass ich sie so sehr an meinen Vater erinnern würde. ›Kind‹, hat sie gesagt, ›du bist wie dein Vater: himmelhoch jauchzend, zu Tode betrübt. Das ist euer Leben. Warum seid ihr nur so unausgeglichen? Könnt ihr nicht einfach mit normaler Traurigkeit auf traurige Ereignisse reagieren? Oder mit normaler Freude auf schöne Dinge? Warum lebt ihr immer in diesen Extremen? Das tut doch niemandem gut. Euch nicht – und eurem Umfeld erst recht nicht. Ich verstehe nicht, warum ihr euch in eure Gefühlswelt immer so reinfallen lassen müsst. Als ob ihr darin baden würdet. Reicht es euch denn nicht, die Welt in Grautönen zu sehen? Muss es immer Schwarz oder Weiß sein?‹ In dieser Sache bin ich meinem Vater offenbar sehr ähnlich. Kann es sein, dass ich das geerbt habe?«

Tatsächlich konnte für die bipolare Störung inzwischen vielfach ein gewisses Ausmaß an Erblichkeit nachgewiesen werden. Beispielsweise weisen eineiige Zwillinge eine höhere Konkordanzrate (Grad der Übereinstimmung) hinsichtlich der bipolaren Störung auf als zweieiige Zwillinge (SHIH u.a. 2004). Auch Familien- und Adoptionsstudien weisen darauf hin, dass eine genetische Prädisposition vererbt wird. Etwa 7–30 Prozent der Angehörigen ersten Grades von bipolar erkrankten Personen entwickeln ebenfalls eine bipolare Störung (CHANG u.a. 2000; CRADDOCK u.a. 1995) und haben somit ein vergleichsweise höheres Erkrankungsrisiko als die Allgemeinbevölkerung.

⟵ Erblichkeit

Auch wenn entferntere Verwandte an einer affektiven Störung erkrankt sind, ist das Risiko erhöht, selbst eine bipolare Störung zu entwickeln. Das lässt sich an Stammbäumen berühmter Persönlichkeiten, die unter einer bipolaren Störung litten, ein manches Mal beeindruckend nachvollziehen. So beging nicht nur der berühmte amerikanische Schriftsteller Ernest Hemingway selbst, sondern auch dessen Vater, einer seiner Brüder und eine seiner Schwestern Suizid. Es steht also zu vermuten, dass nicht nur Ernest Hemingway selbst, sondern auch dessen Angehörige unter einer psychischen Störung litten.

Allerdings ist eine bipolare Störung keine »Erbkrankheit« in dem Sinne, dass sie nach Mendel'schen Regeln vererbt wird. Vielmehr weisen sogenannte genomweite Assoziationsstudien darauf hin, dass zahlreiche Gene, die auf verschiedenen Chromosomen liegen, zu einer genetischen Prädisposition beitragen, die dann erst im Zusammenspiel mit bestimmten Lebenserfahrungen zu einer Erkrankung führt (CICHON u.a. 2011; CICHON / RIETSCHEL 2007). Gleichermaßen weisen auch viele Menschen Veränderungen in den entsprechenden Genen auf, ohne dass es je zur Entwicklung einer bipolaren Störung kommt. Liegen jedoch Veränderungen auf mehreren der relevanten Gene vor, besteht eine größere Disposition, an einer bipolaren Störung zu erkranken. Die bipolare Störung kann folglich als komplexe Erkrankung verstanden werden, für deren

Auftreten einige genetische Risikofaktoren, aber auch bestimmte Umwelteinflüsse zusammenkommen müssen.

Es ist daher außerordentlich wichtig, die Betroffenen darauf hinzuweisen, dass sich eben nicht eine »Bipolare Störung« als solche vererbt, sondern dass biologische Einflussfaktoren das Auftreten mitbedingen. Neben der Genetik gibt es zudem weitere biologische Faktoren, die bei der Entstehung der bipolaren Störung eine Rolle spielen könnten. Beispielsweise scheinen verschiedene Neurotransmittersysteme (Noradrenalin, Dopamin und Serotonin) von wesentlicher Bedeutung zu sein und eine Fehlregulierung aufzuweisen (Vawter u. a. 2000). Welcher Art die jeweilige Fehlregulation genau ist und inwiefern diese tatsächlich ursächlich für die Erkrankung ist, ist bis dato jedoch noch nicht zufriedenstellend beantwortet. Es ist auch denkbar, dass diese Fehlregulierungen einen Nebeneffekt der tatsächlichen Funktionsstörung darstellen oder aber infolge anderer funktionaler Veränderungen auftreten (DGBS 2003).

Lithium

Auch die von vielen Patientinnen und Patienten bereits selbst gemachte Erfahrung, dass Lithium – ein körpereigenes Salz – erfolgreich zur Behandlung bipolarer Störungen eingesetzt wird und sowohl antidepressive als auch antimanische Effekte aufweist, kann therapeutisch genutzt werden, um die Bedeutung biologischer Faktoren für die Entstehung und Aufrechterhaltung der Erkrankung hervorzuheben. Lithium wirkt vermutlich über eine neurochemische Substanz, die die Nervenaktivität sowohl steigern als auch verringern kann – nur so ist erklärbar, dass es sowohl depressive als auch manische Zustände abmildern kann.

Hier ist beispielsweise an die sogenannten G-Proteine (Guaninnukleotid-bindende Proteine) zu denken, die für die Regulierung der Aktivität postsynaptischer Nervenzellen von Bedeutung sind. Husseini K. Manji und Kollegen (1995) gelang es, zu zeigen, dass bei manischen Patienten große Mengen an G-Proteinen zu finden sind, wohingegen deren Anzahl bei depressiven Patienten reduziert ist. Es erscheint also durchaus plausibel, dass der Wirkmechanismus von Lithium über die Regulation der

G-Proteine zu verstehen ist. Entsprechend kann angenommen werden, dass auch eine angeborene Fehlregulation dieser G-Proteine für die Entstehung einer bipolaren Störung anfällig machen kann.
Therapeutisch lassen sich biologische Faktoren gut nutzen, weil deren Vermittlung oftmals eine Reduktion der Selbststigmatisierung nach sich zieht: Die Betroffenen verspüren eine Entlastung, da sie die Ursache der Erkrankung nicht mehr nur in ihrer eigenen Verantwortung sehen. Allerdings ist Vorsicht vonnöten, denn allzu schlichte Vererbungsmodelle können therapeutische Fortschritte blockieren und sind mit dem aktuellen Stand der Forschung nicht vereinbar.

BEISPIEL → Herr F. reagierte skeptisch, als sein Therapeut ihm sagte, dass Patienten, die unter einer bipolaren Störung leiden, sowohl biologische als auch psychosoziale Anfälligkeiten für die Erkrankung mitbringen. Nachdem er eine Weile überlegt hatte, sagte er: »Ich glaube, geerbt habe ich das nicht. In meiner Familie gibt es meines Wissens sonst niemanden, der mit Depressionen oder Manien zu kämpfen hat. Allerdings denke ich trotzdem manchmal, dass ich anfälliger für Depressionen bin als andere Menschen. Ich nehme mir negative Ereignisse immer sehr zu Herzen. Ich glaube, das tue ich mehr als andere Menschen. Geht beispielsweise auf der Arbeit etwas schief, suche ich die Schuld immer bei mir. Meine Kollegen dagegen schieben die Schuld immer auf andere. Deswegen machen mir solche Dinge stets mehr zu schaffen als anderen. Was denken Sie, kann das auch eine Ursache für die Erkrankung sein?«

Tatsächlich können erworbene, das heißt früh erlernte Verhaltens- oder Denkmuster die Anfälligkeit für eine bipolare Störung erhöhen sowie den Umgang mit Symptomen prägen. Solche Verhaltens- oder Denkmuster nehmen Einfluss darauf, wie beispielsweise stressreiche Lebenssituationen oder auch starke Emotionen auf uns einwirken (»Attributionsmuster«). Und dies wiederum kann den Krankheitsverlauf der Betroffenen beeinflussen. → **Medikamente, Seiten 69, 98, 132**

MERKE → **Die Anfälligkeit für eine bipolare Störung ist sowohl biologisch bedingt als auch erworben (früh erlernte Verhaltens- oder Denkmuster).**

Der Einfluss von Stress

Wirken auf einen Menschen, der eine gewisse Anfälligkeit für die bipolare Störung mitbringt, zusätzlich Stressfaktoren ein, so macht dies die Entstehung affektiver Episoden wahrscheinlich. Dabei ist es wichtig für psychiatrisch Tätige, sich und vor allem auch den Betroffenen klarzumachen, dass mit Stress nicht nur negativer, sondern auch positiver Stress gemeint ist. Es ist beispielsweise bekannt, dass eine Hochzeit ein durchaus stressreiches Ereignis ist – wenn auch die meisten Menschen damit vorrangig positive Emotionen verbinden.

Greift man das Beispiel von Herrn F. auf, der klar benennen konnte, dass er im Vergleich zu anderen Menschen ein eher ungünstiges Attributionsmuster hinsichtlich negativer Ereignisse mitbringt, so lässt sich gut nachvollziehen, dass das Erleben negativer Ereignisse auf ihn andere Auswirkungen hat als etwa auf seine Kollegen. Während er einen Misserfolg auf der Arbeit auf die eigene Unfähigkeit bezieht, tendieren seine Kollegen dazu, einen solchen Misserfolg von sich abzuweisen und diesen eher auf die Unfähigkeit der anderen Mitarbeiter zu beziehen. Entsprechend löst ein solches Ereignis bei Herrn F. negative Gefühle wie Verzweiflung, Traurigkeit oder eventuell auch Angst um die eigene Stellung in der Firma aus, wohingegen seine Kollegen zwar möglicherweise ärgerlich auf andere werden, jedoch keine selbstwertbedrohlichen Emotionen haben.

Ähnlich ist es bei Lebensereignissen, die den Schlaf-wach-Rhythmus oder die übliche Tagesstruktur durcheinanderbringen. Bei vulnerablen Personen haben derartige Lebensereignisse ein hohes Potenzial, manische Symptome auszulösen. Menschen, die hingegen keine Vulnerabilität mitbringen, erleben derartige Lebensereignisse zwar ebenfalls manchmal als belastend oder stressreich, laufen jedoch nicht Gefahr, aufgrund dieser eine manische Episode zu entwickeln.

BEISPIEL → Frau R., eine 26-jährige Medizinstudentin, hatte ihre erste manische Episode vor zwei Jahren erlebt. Zu dem Zeitpunkt machte sie mit einer Freundin in den Semesterferien eine seit Langem geplante Australien-Rundreise. Allerdings verlief die Reise nicht so, wie sich die beiden das ursprünglich vorgestellt hatten: »Der Flug nach Australien war sehr anstrengend. Wir waren über 35 Stunden unterwegs, bis wir endlich in Sidney ankamen. Im Flugzeug konnte ich vor lauter Aufregung nicht richtig schlafen. Ich bin nur immer mal wieder zwischendurch eingenickt. In Australien war mein Rhythmus dann vollkommen durcheinander. Tagsüber war ich müde und nachts lag ich wach. Meiner Freundin ging es in den ersten Tagen genauso. Nach ein paar Tagen hatte sie sich dann jedoch an die Zeitumstellung gewöhnt. Mir gelang diese Umgewöhnung irgendwie nicht. Irgendwann war ich nicht einmal mehr tagsüber müde. Ich brauchte fast keinen Schlaf mehr und war wie aufgezogen. Meine Freundin erzählte mir später, dass sie in den ersten Tagen noch annahm, dass meine Stimmung darauf zurückzuführen sei, dass wir uns schon so lange auf diese Reise gefreut hatten. Aber irgendwann war ich völlig überm Strich: Ich war laut, redete ohne Punkt und Komma, änderte ständig unsere Pläne und hielt unsere Absprachen nicht mehr ein.
Wenn meine Freundin schlief, zog ich um die Häuser und lernte Leute kennen. Immer öfter verabredete ich mich spontan mit flüchtigen Bekanntschaften, ohne meine Freundin in die Entscheidungen mit einzubeziehen. Ich fand alles toll und dachte, das sei für uns beide die beste Reise unseres Lebens. Im Nachhinein weiß ich, dass es für meine Freundin wirklich kein Spaß mit mir war. Ich habe sie ziemlich im Stich gelassen und war nur mit mir selbst beschäftigt.«

Das Fallbeispiel verdeutlicht anschaulich, was bipolare Patienten uns oft berichten: Die Betroffenen haben im Vergleich zu Menschen, die nicht anfällig sind für die Entwicklung einer bipolaren Störung, oftmals mehr Schwierigkeiten, mit Unregelmäßigkeiten im Alltag gut zurechtzukommen. Wie in diesem Beispiel bringen etwa lange Flugreisen, die mit einem Jetlag verbunden sind, den Schlaf-wach-Rhythmus der Betroffenen stärker aus dem Gleichgewicht als den von Menschen, die keine Anfälligkeit für eine bipolare Störung aufweisen. Es kommt zu ersten Symptomen, die sich im Laufe der Zeit bis zu einer ausgeprägten manischen Episode aufschaukeln können.

MERKE → **Jede Art von Stress – sowohl negativer als auch positiver – kann das Auftreten einer affektiven Episode mitbedingen. Bei bipolaren Patienten können insbesondere auch Unregelmäßigkeiten im Alltag problematisch sein. Es ist daher ratsam, Unregelmäßigkeiten weitgehend zu vermeiden.**

Bewältigungskompetenzen der Betroffenen

Kommt es im Leben vulnerabler Menschen zu stressreichen Lebensereignissen oder Belastungen, so löst dies – wie im obigen Beispiel – oft Veränderungen auf der affektiven, kognitiven, physiologischen oder auch verhaltensbezogenen Ebene aus. Entscheidend ist nun, wie die Betroffenen auf diese ersten Veränderungen reagieren bzw. wie sie im Weiteren damit umgehen. Man spricht hier auch von Bewältigungskompetenzen. Diese Kompetenzen erwerben Menschen im Laufe ihres Lebens durch Lernerfahrungen. Hier spielen etwa die sozialen Kompetenzen der Betroffenen eine wichtige Rolle: Verfügt jemand über hohe soziale Kompetenzen, dann kann er mit zwischenmenschlichen Konflikten besser umgehen als jemand, der über geringere soziale Kompetenzen verfügt und sich im Anschluss an stressreiche Erlebnisse auch noch zunehmend sozial verstrickt.

Auch die Größe und Tragfähigkeit des sozialen Netzwerks eines Patienten ist hier von Bedeutung. Je mehr Rückhalt ein Betroffener durch Angehörige bekommt, desto wahrscheinlicher ist es, dass er eine affektive Episode erfolgreich abwenden kann.

Bekommt beispielsweise eine Frau, die bezüglich der bipolaren Störung eine Vulnerabilität aufweist (etwa aufgrund einer genetischen Vorbelastung und/oder früh erworbener ungünstiger Denkmuster), ihr erstes Kind, so ist dies ein besonders stressreiches Ereignis. Zwar wird die Geburt eines Kindes von vielen als positiver Stress erlebt, doch bedeutet die Geburt eines Kindes auch eine große Umstellung. Viele Frauen – insbesondere wenn deren Partner in Vollzeit arbeitstätig sind – finden in den ersten Wochen kaum noch Zeit für sich selbst, geschweige denn dafür, den Haushalt wie gewohnt zu erledigen. Bekommen sie in solch einer Situation Unterstützung durch Freunde oder Familienangehörige, so kann dies die Bewältigung dieses Stresses immens erleichtern. Ist eine Frau hingegen gänzlich auf sich allein gestellt, weil sie der Mann im Haushalt nicht unterstützt und sie sonst keine oder nur wenige soziale Kontakte hat, so ist die Bewältigung dieser Aufgabe deutlich schwieriger.

Selbstregulation

Auch die Fähigkeiten eines Menschen, regulierend auf die eigenen Gefühle reagieren zu können, spielen eine weitere Rolle. Menschen, die für die Entwicklung affektiver Störungen vulnerabel sind, tendieren oftmals dazu, verstärkt dysfunktionale Emotionsregulationsstrategien (wiederkehrendes und ergebnisloses Grübeln, Selbstbeschuldigung, Unterdrückung etc.) einzusetzen, und zeigen einen seltenen Einsatz funktionaler Strategien (etwa kognitive Neubewertung, Refokussierung auf die Planung, Refokussierung auf Positives).

BEISPIEL Im Fall von Herrn F. kam es zunächst zu Veränderungen auf der kognitiven und affektiven Ebene. Die Tatsache, dass er die Schuld für jegliche Fehler bei der Arbeit zunächst bei sich selbst suchte, führte dazu, dass er sich massive Vorwürfe machte und schließlich den Eindruck hatte, versagt zu haben. Das wiederum stimmte ihn traurig und niedergeschlagen.

Leider verfügte Herr F. zur damaligen Zeit nicht über geeignete Bewältigungskompetenzen, um den Beginn einer depressiven Episode noch erfolgreich abwenden zu können. Beispielsweise wäre es für ihn sicherlich hilfreich gewesen, wenn er einen befreundeten Kollegen gefragt hätte, ob auch dieser die alleinige Schuld bei Herrn F. sah. Vermutlich hätte es ihm damals auch geholfen, wenn er gewisse Emotionsregulationsstrategien – beispielsweise eine kognitive Neubewertung – hätte gezielt anwenden können.

Ebenfalls eine entscheidende Rolle spielt das Ausmaß an Selbstkontrolle, das Betroffene im Laufe ihres Lebens erworben haben. Gelingt es ihnen zum Beispiel, gewisse Handlungsimpulse erfolgreich zu unterdrücken oder nicht? Wie gut können sie sich – entgegen ihrer eigentlichen Motivationslage – dazu zwingen, etwas zu unternehmen, wenn sie bereits in einer depressiven Stimmung sind? Gelingt es ihnen, sich von anregenden Aktivitäten fernzuhalten, wenn sie ohnehin schon eine übermäßig gehobene Stimmung haben und Gefahr laufen, eine manische Episode zu entwickeln?

BEISPIEL → Auch Frau R. verfügte zur Zeit ihrer ersten manischen Episode nicht über ausreichend Bewältigungskompetenzen, um die Dynamik abzuwenden. Bei ihr traten die ersten Veränderungen zunächst auf der physiologischen Ebene auf. Bedingt durch den Jetlag konnte sie nicht mehr schlafen. In einer solchen Situation wäre es sicher hilfreich gewesen, zu versuchen, Selbstkontrolle auszuüben und beispielsweise nachts keinen anregenden Aktivitäten nachzugehen. Dieses Wissen konnte Frau R. zu diesem Zeitpunkt jedoch noch nicht haben. Entsprechend nutzte sie ihre körperliche Energie und zog nachts »um die Häuser«, ging tanzen und führte anregende Gespräche mit neuen Bekanntschaften.

Letztlich zog dies eine Aufwärtsspirale nach sich: Je mehr sie unternahm, desto energiegeladener fühlte sie sich. Das wiederum führte dazu, dass sie noch mehr unternahm und so weiter. Ihre Gedanken wurden zunehmend positiver, was die Lust, sich »unter die Leute zu mischen«, noch steigerte. Letztlich mündete dies in einer manischen Episode.

Bewältigungskompetenzen können therapeutisch gut vermittelt werden. Betroffene können lernen, funktionale Emotionsregulationsstrategien einzusetzen, sich Unterstützung durch Angehörige zu holen oder sich selbst zu kontrollieren, indem sie etwa bei beginnender manischer Symptomatik eine reizarme Umgebung aufsuchen. Erste Symptome müssen also nicht gleich in eine Katastrophe führen. Vielmehr geht es darum, wie Betroffene darauf reagieren und ob sie in der Lage sind, situationsangemessen zu handeln.

MERKE → Während es manchmal nicht möglich ist, das Auftreten erster affektiver Symptome vollständig zu verhindern, können Betroffene lernen, darauf so zu reagieren, dass ein Aufschaukelungsprozess und damit auch weitreichende negative Konsequenzen vermieden werden.

Warum ist es von so großer Bedeutung, mit den Patienten ein günstiges, biopsychosoziales Krankheitsverständnis zu erarbeiten? Patienten, deren Krankheitsverständnis einseitig ist – in dem Sinne, dass es nicht alle drei soeben beschriebenen Faktoren umfasst –, tendieren dazu, auch eine einseitige Behandlung zu bevorzugen. Darüber hinaus ist es auch für die Selbstwirksamkeitserwartungen der Patienten und ihren subjektiv wahrgenommenen Handlungsspielraum von großer Bedeutung, dass sie mehrere Ansatzpunkte zur Einflussnahme auf ihre Erkrankung erkennen können.

← Modellentwicklung

Für psychiatrisch Tätige ist es wichtig, dieses Modell im Gespräch mit dem Patienten *gemeinsam* zu entwickeln. Der Patient sollte das Modell auf seine ganz individuelle Geschichte anwenden lernen und nachvollziehen können, dass es die Entstehung und Aufrechterhaltung *auch seiner* Erkrankung angemessen erklären kann. Es empfiehlt sich daher nicht, den Patienten das fertige Modell vorzulegen und dann mit ihnen zu überlegen, inwiefern das auch auf sie übertragbar ist bzw. inwiefern sie in dieses Modell »hineinpassen«.

Stattdessen hat es sich als hilfreich erwiesen, das Modell Schritt für Schritt mit dem Patienten zu erarbeiten und die Zusammenhänge und Inhalte ganz konkret für seinen Fall zu definieren. Dabei geht es nicht darum, das bisherige, ganz individuelle Krankheitsmodell des Patienten zu »überschreiben«. Vielmehr geht es in den meisten Fällen darum, dieses zu erweitern. Hat ein Patient beispielsweise nur den Einfluss biologischer

Prozesse oder früh erworbener Denkmuster als mögliche Erklärung für die Erkrankung im Blick, so gilt es, diesen zu weiten und auch auf den Einfluss von Stress und Bewältigungskompetenzen zu richten. Dabei ist es durchaus möglich, dass bei einem Patienten ein Faktor (etwa Stress) mehr Einfluss nimmt als ein anderer Faktor (etwa Anfälligkeit), wohingegen das bei anderen Betroffenen genau umgekehrt sein kann.

MERKE → **Um den Handlungsspielraum der Betroffenen im Umgang mit ihrer Erkrankung möglichst zu erweitern und ein Gefühl von Einflussmöglichkeit zu schaffen, ist es wichtig, im gemeinsamen Gespräch ein individualisiertes, multifaktorielles Krankheitsmodell zu erarbeiten.**

Die Abbildung 6 verdeutlicht, wie ein solches, gemeinsam erarbeitetes Modell in etwa aussehen kann. Darüber hinaus werden die Ansatzpunkte der medikamentösen und psychotherapeutischen Behandlung hervorgehoben.

ABBILDUNG 6 Beispielhaftes Erklärungsmodell der bipolaren Störung und therapeutische Ansatzpunkte

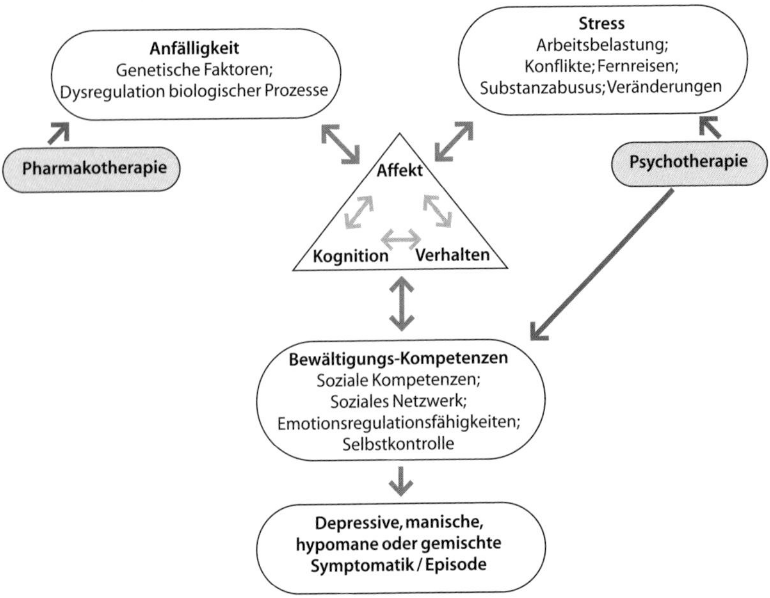

Die zwei Seiten der Medaille und das therapeutische Dilemma

Die konstruktive und Erfolg versprechende Arbeit mit psychisch erkrankten Menschen setzt im Allgemeinen zwei Dinge voraus: Das ist einerseits eine Krankheitsakzeptanz und andererseits ein günstiges Krankheitsverständnis. Sind diese beiden Grundvoraussetzungen erfüllt, so bringen die meisten auch eine hinreichende Behandlungsmotivation mit. In dieser Hinsicht unterscheiden sich bipolare Patienten jedoch oft von Patienten mit anderen psychischen Erkrankungen. Auf die Ursachen hierfür und die Frage, wie man damit umgehen kann, möchten wir in diesem Kapitel eingehen.

Die positive Seite der bipolaren Störung

Selbstverständlich leiden viele bipolare Patientinnen und Patienten massiv unter der depressiven Symptomatik, wie sie im Rahmen ihrer Erkrankung immer wieder auftritt. Entsprechend motiviert sind sie, diese in einer Therapie anzugehen und Kompetenzen aufzubauen, um den betreffenden Symptomen gleich beim ersten Auftreten erfolgreich entgegenwirken zu können.

Anders ist es hingegen bei der manischen oder auch hypomanen Symptomatik. Nicht alle Patienten erleben diese Krankheitsepisoden derart belastend, dass sie mit derselben Motivation daran arbeiten möchten, ihnen entgegenzuwirken. Es stellt sich daher die Frage, was genau das Positive an den (hypo-)manischen Krankheitsepisoden ist. Warum sind viele Patienten – insbesondere zu Beginn ihrer Krankengeschichte – bereit, mit den langfristig negativen Konsequenzen der Symptomatik zu leben?

Kay Redfield Jamison, Professorin für Psychiatrie an der Johns Hopkins University in Baltimore und selbst bipolar erkrankt, beschreibt den Gefühlszustand in der Manie in ihrer Autobiografie wie folgt: »Überall herrscht Sinnlichkeit; das Verlangen, zu verführen und verführt zu werden, ist unwiderstehlich. Gefühle von Leichtigkeit, Intensität, Kraft, Wohlbefinden, finanzieller Allmacht und Euphorie durchdringen einen bis ins Mark« (Jamison 1999).

Eine Manie ist zudem vielfach nicht nur mit euphorischen Gefühlszuständen und Größenideen verbunden, sondern auch mit einem hohen Ausmaß an Kreativität und Schaffenskraft sowie einem überdurchschnittlichen Aktivitäts- und Leistungsniveau. Kaum eine psychische Störung wurde mit so vielen berühmten Persönlichkeiten in Verbindung gebracht wie die bipolare Störung. Nirgends scheinen Genie und Wahnsinn so nahe beieinanderzuliegen. Die zuweilen aufgeführten Listen bekannter Künstlerinnen und Künstler, die für »bipolar« gehalten werden, sind lang.

Künstler des Alltags

Derartige Künstlerseelen finden sich jedoch nicht nur dann, wenn man eine Internetrecherche mit den Schlagworten »bipolar« und »berühmt« durchführt. Auch im therapeutischen Alltag begegnen uns immer wieder bipolare Patienten, die man als »Künstler des Alltags« bezeichnen könnte. Tatsächlich zeigte auch eine Untersuchung des Stockholmer Karolinska-Instituts, dass von etwa 30.000 Menschen, die im Verlauf mehrerer Jahrzehnte wegen einer bipolaren Störung stationär behandelt wurden, verglichen mit der Allgemeinbevölkerung deutlich mehr einem kreativen Beruf nachgingen (Kyaga u. a. 2011).

BEISPIEL → Herr M. war 47 Jahre alt, als er in unserer Ambulanz vorstellig wurde. Er berichtete, dass er vor etwa zehn Jahren schon einmal wegen seiner bipolaren Störung in verhaltenstherapeutischer Behandlung gewesen sei. Damals habe er sehr von der Behandlung profitiert und sein Leben sei seither deutlich ruhiger geworden. In den letzten Jahren – so sein Eindruck – sei er jedoch wieder etwas »unsteter« und »windiger« geworden. Er glaube, dass es sehr hilfreich für ihn wäre, wenn er die damals erlernten Strategien nun noch einmal »auffrischen« könne.

Selten war eine biografische Anamnese in unserem therapeutischen Alltag interessanter als im Fall von Herrn M. Im Folgenden möchten wir in Kürze einen Eindruck davon vermitteln, was Herr M. mit »unstet« und »windig« meinte.

Nachdem er eine Lehre zum Bankkaufmann absolviert hatte, beschloss Herr M., sich als Immobilienmakler selbstständig zu machen. Im Umgang mit anderen Menschen war er sehr geschickt, sodass es ihm schnell gelang, Kunden für sich zu gewinnen und preisstarke und somit lukrative Immobilien zu vermitteln. Er verdiente in dieser Phase viel Geld und führte nach einigen Jahren ein Leben im Luxus.

Mit der Zeit erschien ihm dies jedoch nicht abwechslungsreich genug. Neben seinem Maklerbüro fing er daher an, mit zwei Freunden ein Reisebüro aufzubauen, das sich auf das Ausrichten von Surfevents spezialisierte. Er selbst liebte Risikosportarten und war leidenschaftlicher Surfer. So organisierte er entsprechende Veranstaltungen an den gefragtesten Surforten der Welt.

Nebenher spielte er in einer Band Schlagzeug und war abends häufig unterwegs, um kleinere Konzerte zu geben. Sein Interesse an seinen beruflichen Aktivitäten ließ immer mehr nach und er investierte zunehmend Energie und Zeit in die Musik. Obwohl die Band nicht sonderlich erfolgreich war, setzte sich Herr M. in den Kopf, eine Tour durch sieben europäische Länder zu organisieren. Sponsoren ließen sich hierfür nicht finden, sodass er die Tour letztlich mit seinem Privatvermögen finanzierte. Er war von der Genialität und Einzigartigkeit seiner Band überzeugt.

Das Publikum hingegen war dies nicht. Die Tour wurde kein großer Erfolg und die Band konnte die selbst produzierten CDs kaum verkaufen. Erstmals war die finanzielle Situation von Herrn M. angespannt. Sowohl sein Maklerbüro als auch sein Reisebüro hatte er vernachlässigt, um sich vorrangig um die Zukunft seiner Band kümmern zu können.

Kurzerhand beschloss Herr M., beide Unternehmen zu verkaufen. Er wollte etwas Neues wagen und investierte in ein kleines Fotostudio. Seit einiger Zeit hatte er Interesse an der Fotografie gefunden und wollte sich diesbezüglich nun weiterentwickeln. Von einem angestellten Fotografen ließ er sich ausbilden und begann selbst als Fotograf tätig zu werden.

Selbstverständlich verläuft das Leben nicht bei allen bipolaren Patienten ähnlich spektakulär und abwechslungsreich wie bei Herrn M., doch auch im Kleinen findet sich in dieser Patientengruppe immer wieder eine besondere Kreativität. Seien es die Tagebücher oder Gedichte, die viele Patienten schreiben, die Malerei, der sie leidenschaftlich gerne nachgehen, oder der Job als freiberuflicher Journalist oder Wissenschaftler, der ein gewisses Maß an Kreativität erfordert.

Das große Ausmaß an Kreativität, das vor allem mit hypomanen und manischen Episoden in Zusammenhang zu stehen scheint, ist vermutlich mit verschiedenen einzelnen Symptomen der Manie verbunden. So trägt sicherlich das Mehr an Energie dazu bei, dass das Aktivitäts- und Leistungsniveau der Betroffenen deutlich ansteigt. Allerdings darf angenommen werden, dass auch die Ideenflucht dabei eine Rolle spielt, da sie viele und oft gänzlich ungefilterte kreative Einfälle zutage fördert. Möglicherweise begünstigt jedoch auch das übersteigerte Selbstwertgefühl bzw. die Größenideen den kreativen Ertrag, da die Betroffenen nicht mit Hemmschwellen zu kämpfen haben, die sich manch nicht manischem Menschen möglicherweise in den Weg stellen, wenn er anderen die eigenen kreativen Werke zeigen möchte.

Wie geht man nun jedoch damit um, wenn ein Betroffener seine Kreativität nicht aufgeben möchte?

BEISPIEL → Nachdem Frau J. von ihrer Diagnose – der Bipolar-II-Störung – erfuhr und über das Störungsbild ausführlich aufgeklärt worden war, wollte ihr Therapeut die Behandlungsplanung mit ihr durchsprechen. Neben dem Umgang mit ersten depressiven Symptomen und dem Erwerb entsprechender gegensteuernder Maßnahmen sollten in weiteren Sitzungen der Umgang mit ersten hypomanen Symptomen und entsprechende gegensteuernde Maßnahmen Thema der Therapie werden. Frau J. sah ihren Therapeuten verständnislos an: »Aber Herr H., könnten wir uns nicht vielleicht ausschließlich auf die depressiven Symptome beschränken? Unter diesen leide ich wirklich. Und die Hypomanien ... Na ja, wie soll ich sagen: Ich finde die eigentlich ganz gut. Ich habe Ihnen ja erzählt, dass ich in den hypomanen Phasen immer sehr leistungsfähig bin. Das letzte Mal fiel eine solche Episode direkt in meine Prüfungsphase. Das war total geschickt. Ich konnte viel mehr lernen als sonst, brauchte kaum Schlaf. Im Gegensatz zu den meisten meiner Kommilitonen habe ich keine einzige Prüfung verschoben und trotzdem alle bestanden. Und nicht nur das. Ich habe in vielen Fächern total gut abgeschnitten, die mir sonst nicht sonderlich liegen. Ich muss gestehen, dass ich so etwas ungern aufgeben möchte. Das verstehen Sie doch sicher, oder?«

Unwilligkeit der Behandlung

Hört man als Behandler Einwände, wie die von Frau J., wird einem klar, weswegen manche Patienten zwar etwas gegen ihre Tiefs, nicht aber gegen ihre Hochs unternehmen möchten. Sicherlich haben auch einige Kliniker Verständnis dafür – wer hätte nicht gerne Phasen, in denen die Leistungsfähigkeit gesteigert und die Schaffenskraft und Kreativität besonders hoch sind? Hinzu kommt, dass viele Betroffene die Hochphasen auch als eine Art ausgleichende Gerechtigkeit für die depressiven Episoden erleben und deswegen nicht gewillt sind, etwas gegen sie zu unternehmen. → Klinikeinweisung, Seiten 80, 93

Oftmals dient eine gute und ausführliche Psychoedukation nicht nur der Information eines Patienten, sondern hat darüber hinaus den Effekt, dass sie die Unwilligkeit der Betroffenen, (hypo-)manische Symptome behandeln zu lassen bzw. dem Auftreten weiterer (hypo-)manischer Episoden entgegenzuwirken, reduziert. Es ist wichtig, Betroffene darüber zu informieren, dass die überwiegende Mehrheit der Patienten, die unter einer bipolaren Störung leiden, während ihres Krankheitsverlaufs mehrere Episoden durchlaufen. Dabei scheint die Wahrscheinlichkeit des Wiederauftretens mit zunehmender Episodenanzahl anzusteigen.

Je mehr Episoden ein Betroffener also bereits durchlebt hat, desto höher ist das Risiko, dass es zu weiteren Krankheitsepisoden kommt. Dabei dominieren im Verlauf bipolarer Störungen bezüglich Auftretenshäufigkeit und Dauer ganz klar die depressiven Episoden (Judd u. a. 2003). Das bedeutet, dass auch jede (hypo-)manische Episode die Wahrscheinlichkeit erhöht, in Zukunft verstärkt unter depressiven Symptomen zu leiden, denn viele Patienten berichten, dass sie (hypo-)manische Episoden lediglich um den Preis einer Depression »erkaufen« können. Tatsächlich tritt bei 50–60 Prozent der (hypo-)manischen Episoden unmittelbar davor oder danach eine depressive Episode auf. In unserer therapeutischen Tätigkeit haben wir immer wieder gehört, dass sich Betroffene nach (hypo-) manischen Episoden nicht zuletzt körperlich derart erschöpft und ausgelaugt fühlen, dass es ihnen nahezu natürlich erscheint, dass dem eine (Erschöpfungs-)Depression folgen *muss.*

⟵ Pro / Kontra-Liste

Viele Patienten profitieren von der Erstellung einer Pro / Kontra-Liste. Es empfiehlt sich dabei, zunächst jene Argumente zu sammeln, die dagegensprechen, auch die manischen Episoden in eine Behandlung einzubeziehen. Anschließend werden Argumente zusammengetragen, die dafürsprechen. Diese können ergänzt werden durch die Sammlung von Argumenten für und gegen das ungezügelte Ausleben manischer Episoden. Viele Patienten wenden hier ein, dass das doch das Gleiche sei, doch unsere Erfahrung zeigt, dass Betroffene mehr Argumente formulieren können, wenn sie nicht nur das Für und Wider einer Behandlung manischer Episoden, sondern auch das Für und Wider des Auslebens manischer Episoden abwägen.

Bei der Erstellung solcher Listen ist es wichtig, die Patienten darauf hinzuweisen, dass sie sowohl die kurz- als auch die langfristigen Konsequenzen notieren sollen. Anschließend kann man die persönliche Wichtigkeit der gefundenen Aspekte durch den Patienten beurteilen lassen (etwa mit Punkten von 1 bis 5, wobei 5 bedeutet, dass dieser Aspekt für den Betroffenen von größter Wichtigkeit ist). Mithilfe solcher Pro / Kontra-Listen gelingt es vielen Patienten, zu erkennen, dass es durchaus sinnvoll ist, nicht nur die Tief-, sondern auch die Hochphasen therapeutisch anzugehen.

MERKE → **Die Unwilligkeit vieler bipolarer Patienten, auch die manische Symptomatik in eine Behandlung einzubeziehen, ist nachvollziehbar. Dennoch führt das Ausleben manischer Episoden langfristig zu vielfältigen Problemen. Eine gute und umfassende Psychoedukation sowie die Erstellung von Pro / Kontra-Listen können Betroffenen dabei helfen, dies zu erkennen und eine Motivation auch für die Behandlung der Manien zu entwickeln.**

Der therapeutische Konflikt

Insbesondere bei jungen Patientinnen und Patienten reicht eine ausführliche Psychoedukation und die Erstellung von Pro / Kontra-Listen oftmals nicht aus, um eine ausreichende Motivation aufzubauen, um weiteren (hypo-)manischen Symptomen präventiv entgegenzuwirken. Das ist speziell für Therapeuten und andere psychiatrisch Tätige, die in ihrer beruflichen Laufbahn schon einige Krankheitsverläufe miterlebt haben, mitunter schwer zu akzeptieren, möchte man doch die Patienten möglichst vor negativen Erfahrungen schützen.

Auch wenn sich hypomane oder manische Symptome für manche Betroffene zunächst gut »anfühlen«, so hinterlassen entsprechende Episoden oft viele Scherben und haben langfristig mehr negative als positive

Auswirkungen. Häufig nehmen Beziehungen in solchen Phasen Schaden – sei es, weil die Betroffenen einfach nur ein für den Partner bzw. die Partnerin nicht nachvollziehbares Verhalten zeigen oder weil sie im Rahmen ihrer (hypo-)manischen Episoden sexuelle Abenteuer suchen. Einige Betroffene bringen sich in finanziell schwierige Situationen, weil sie im Rahmen ihrer Hochphasen vermehrt Geld ausgeben.

Das Wissen um all diese Dinge erschwert es psychiatrisch Tätigen oft, zu akzeptieren, dass vor allem junge Betroffene nicht bereit sind, weiteren (hypo-)manischen Episoden aktiv entgegenzuwirken. Unserer Ansicht nach ist es ratsam, sich etwa vor Augen zu halten, was schon Kurt Tucholsky (1975, S. 242) einst schrieb: »Erfahrungen vererben sich nicht – jeder muss sie allein machen.«

Bei der Behandlung insbesondere junger Patienten kommen wir zuweilen an den Punkt, an dem man akzeptieren muss, dass es für manche therapeutische Interventionen *aktuell* noch zu früh ist. Dies soll nicht als Resignation verstanden werden, sondern spiegelt unserer Ansicht nach vielmehr eine akzeptierende Haltung gegenüber dem Patienten und seinem Recht auf Selbstbestimmung wider. In solchen Fällen empfehlen wir, den Patienten dennoch abwartend und beobachtend zu begleiten – wenn es sein muss auch durch mehrere (hypo-)manische Episoden hindurch. Die therapeutische Beziehung abzubrechen, nur weil ein Patient eine Seite der Erkrankung noch nicht als behandlungsbedürftig ansieht, halten wir nicht für ratsam. Möglicherweise bedarf es einer wiederholten gemeinsamen Reflexion (hypo-)manischer Episoden, damit der Betroffene zu einem späteren Zeitpunkt einer Behandlung auch dieser Symptomatik zustimmen kann. Es ist gut, wenn der Patient einen professionellen Helfer an seiner Seite weiß, der dann, wenn auch der Betroffene selbst dazu bereit ist, für ihn da ist.

MERKE → **Ist ein junger Patient auch nach ausreichender Psychoedukation und Reflexion nicht dazu bereit, die Hochphasen seiner Erkrankung in eine Behandlung einzubeziehen, so muss der Helfer dies zunächst akzeptieren. Es**

empfiehlt sich, den Patienten professionell zu begleiten und mit ihm zunächst an denjenigen Aspekten der Erkrankung zu arbeiten, bei denen auch er selbst Handlungsbedarf erkennt.

Selbsthilfegruppen

Nicht nur, aber besonders in einer solchen Situation kann es hilfreich sein, wenn Betroffene sich einer der vielen Selbsthilfegruppen anschließen. Insbesondere jungen bipolaren Patienten gelingt es oftmals eher, negative Konsequenzen bei anderen nachzuvollziehen. Erfahrungsberichte anderer Betroffener werden von ihnen vielfach authentischer erlebt und bewirken entsprechend mehr als gut gemeinte Warnungen von professionellen Helfern. Zudem kann hier nicht der Eindruck entstehen, jemand, der nicht weiß, wie gut man sich im Rahmen einer Hochphase fühlen kann, gönne einem die positive Seite der Erkrankung nicht. Nicht selten berichten uns Patienten, dass Erfahrungsberichte anderer den Effekt hatten, ihnen einen »großen Spiegel vor die Nase gehalten« zu haben, in dem sie die eigenen Probleme und Schwierigkeiten erkennen konnten wie nie zuvor.

MERKE → **Was die Behandlung (hypo-)manischer Symptome angeht, fördert der Erfahrungsaustausch unter Betroffenen oftmals mehr Behandlungsmotivation zutage als eine gute Psychoedukation und Ratschläge vonseiten professioneller Helfer.**

Umgang mit akut manischen Patienten

Befinden sich bipolare Patienten in einer depressiven Episode, so unterscheidet sich der konkrete Umgang mit den Betroffenen zunächst kaum davon, wie Helfer gewöhnlich mit depressiven Patienten umgehen. Der Umgang mit akut manischen Patienten erscheint dagegen deutlich schwieriger. Während sich depressive oder beispielsweise auch ängstliche Patienten eher unsicher, zurückhaltend, freundlich, vielleicht sogar etwas unterwürfig verhalten und sich häufig – insbesondere in den ersten Kontakten mit psychiatrisch Tätigen – kaum trauen, Fragen zu stellen oder Kritik zu äußern, präsentieren sich akut manische Patienten gänzlich anders. Häufig sind sie deutlich distanzgemindert, im Gespräch sehr dominant und manchmal auch stark gereizt.

»Don'tstopmenow ...« – Bedürfnisse und Ängste manischer Patienten

Im Internet gibt es in verschiedenen Foren zahlreiche Diskussionen darüber, ob Freddie Mercury unter einer bipolaren Störung litt oder nicht. Wir möchten uns an dieser Stelle kein Urteil darüber erlauben. In jedem Fall aber entspricht das, was die Musikgruppe *Queen* im Text ihres Songs *Don't Stop Me Now* beschreibt, sicherlich dem, was viele bipolare Patientinnen und Patienten in akut manischen Phasen empfinden. Sie fühlen sich lebendig wie nie und haben das Gefühl, die Welt auf den Kopf stellen zu können. Sie haben eine gute Zeit und möchten dabei von niemandem aufgehalten werden.

Tatsächlich erleben wir sehr häufig, dass bipolare Patientinnen und Patienten in akut manischen Phasen Angst davor haben, von anderen »ausgebremst« zu werden. Oft befürchten sie, ihre Mitmenschen könnten ihnen ihr Glück nicht gönnen oder seien einfach nur neidisch darauf, dass sie sich aktuell so gut fühlen wie nie.

Vor allem junge Patienten, die erstmals eine manische Episode durchleben, tendieren dazu, das Ausmaß ihrer gehobenen Stimmung zu bagatellisieren und attribuieren die von anderen wahrgenommene Veränderung ihres Verhaltens auf den Kontrast zwischen ihrem Verhalten in depressiven Phasen und ihrem jetzigen Verhalten. Sie gehen also davon aus, dass ihre gehobene Stimmung und das damit verbundene Verhalten nicht mehr sei als für nicht depressive Phasen üblich. Oftmals erleben sie die Sorge anderer als Kritik und führen diese darauf zurück, dass sie nun, wo sie nicht mehr depressiv sind, einfach auch »unbequemer« für ihre Mitmenschen seien und diese lediglich deswegen versuchten, sie zu bremsen.

Ersterfahrung

BEISPIEL Herr S., ein zwanzigjähriger Zivildienstleistender, erlebte während eines nach einer schweren depressiven Episode eingeleiteten stationären Aufenthaltes – vermutlich aufgrund der Behandlung mit einer antidepressiven Medikation – nach kurzer Zeit in der Klinik einen Phasenwechsel und entwickelte eine ausgeprägte manische Symptomatik.

Vorsichtig auf seine aktuell ungewöhnlich gehobene Stimmung angesprochen, reagierte Herr S. sehr gereizt. Er habe den Eindruck, dass ihm einfach niemand hier gönne, dass es ihm endlich wieder gut gehe. Es sei ihm doch nun lange genug schlecht gegangen und er verstehe überhaupt nicht, weshalb man ihn nun – wo alles in Ordnung sei – nicht einfach wieder nach Hause schicken könne. Wahrscheinlich seien alle anderen gerade nur neidisch auf ihn, denn er habe im Moment auch einen unheimlichen »Schlag« bei den Frauen. Er könne sich schon vorstellen, dass das den Ärzten nicht passe, wenn die Patientinnen ausnahmsweise mal mehr an einem Mitpatienten als an ihnen interessiert seien.

Auch die Reaktionen seines privaten Umfeldes fände er »absolut daneben«. Die Tatsache, dass sich nun scheinbar alle Sorgen um ihn machten, könne er sich nur so erklären, dass er – entgegen seinem Verhalten im Rahmen der depressiven Episode – nun nicht mehr so ein Ja-Sager sei. Davor sei er schließlich immer mit allem einverstanden gewesen, was andere getan oder gesagt hätten. Nun, wo er alles klarer sehe und den Leuten auch einmal widerspreche, sei er diesen wohl zu anstrengend geworden. Das habe jedoch auch Vorteile, denn nun stelle sich endlich heraus, wer wirklich hinter ihm stehe und wer nicht. Freunde, die nun behaupteten, an seinem Verhalten sei etwas nicht in Ordnung, brauche er wirklich nicht. Dann müsse er sich eben neue Freunde suchen.

Die Tatsache, dass bipolare Patienten in einem akut manischen Zustand ungern darüber reflektieren, ob ihr positives Befinden und damit verbundene Kognitionen und Verhaltensweisen angemessen oder doch eher krankheitswertig sind, ist natürlich nachvollziehbar, wenn man sich vor Augen hält, dass wir es im Allgemeinen einerseits nicht gewohnt sind und andererseits auch wenig Sinn darin sehen, positives Befinden kritisch zu hinterfragen.

Stellt ein Helfer die Ideen, Pläne oder Vorstellungen manischer Patienten infrage, so geht damit einher, dass er die Rationalität und die Vernunft des Gegenübers anzweifelt. Das wiederum kann verständlicherweise starke emotionale Reaktionen hervorrufen und ist entsprechend ein heikles Unterfangen. Patienten haben selbstverständlich jederzeit – also auch in einer manischen Phase – das Bedürfnis, ernst genommen zu werden, und unterstellen daher möglicherweise auch einem kritisch nachfragenden Psychotherapeuten, Arzt oder Pfleger, dass dieser ihm seine guten Gefühle und seinen Optimismus nicht gönnt. Misstrauen, Enttäuschung oder auch Ärger sind nicht selten die Folge dieser Befürchtung.

Es stellt sich die Frage, wie damit umzugehen ist, wenn ein Patient nicht in der Lage ist zu erkennen, dass er sich aktuell in einer Hochphase befindet und er ein entsprechendes Nachfragen bzw. Vermutungen seitens eines Helfers oder des Umfeldes des Patienten als Angriff oder Verletzung auffasst.

Eine Möglichkeit, entsprechenden Gefühlen im Voraus zu begegnen, besteht darin, dem Patienten direkt zu sagen, dass er derartige Bedenken möglicherweise als Kritik oder Misstrauen erleben könne. Dabei ist es wichtig, die Aufgaben des professionellen Helfers bereits zu Beginn der Zusammenarbeit transparent darzustellen und zu gegebener Zeit darauf zu verweisen.

Die Aufgabe eines Helfers oder auch eines helfenden Systems, wie dem Behandlungsteam in einer stationären Einrichtung, besteht darin, dem Patienten dabei zu helfen, mit seiner Erkrankung umzugehen, wozu (je nach Berufsgruppe) unter anderem auch die gemeinsame und genaue Beobachtung der Symptome gehört. Gleichzeitig haben psychiatrisch Tätige die Aufgabe, auch Punkte anzusprechen, die für den Patienten unangenehm sein können und die manchmal als Angriff oder Kritik erlebt werden. Dabei besteht das Ziel jedoch stets darin, dem Patienten dabei zu helfen, mit seiner Problematik umzugehen.

⟵ Kritische Themen

Es kann auch hilfreich sein, mit dem Patienten frühzeitig gemeinsam zu erarbeiten, dass ein Hinterfragen des Verhaltens des Patienten durch andere – selbst wenn es selten angenehm ist – immer auch ein Hinweis darauf sein kann, dass ein Problem besteht oder es notwendig ist, etwas zu verändern. Es geht also darum, den Patienten dabei zu unterstützen, das, was er als Kritik erlebt, anders und als hilfreich zu bewerten. Anstatt es lediglich als Angriff zu werten, *kann* ein Hinterfragen durch andere immer auch ein Anzeichen dafür sein, dass tatsächlich ein Problem vorliegt. Insofern ist es sinnvoll, die Richtigkeit hinterfragender und kritisch wirkender Anmerkungen für sich zu prüfen – auch wenn diese durchaus schonungslos sein können.

Besonders wichtig ist es unserer Erfahrung nach, den Patienten deutlich zu machen, dass eine gemeinsame Überprüfung kritischer Anmerkungen durchaus ergebnisoffen ist. Das bedeutet, dass sich zwar herausstellen kann, dass der aktuelle Zustand tatsächlich einer manischen Episode geschuldet ist, dass sich bei einer kritischen Überprüfung jedoch auch zeigen kann, dass der Patient sich aktuell nicht in einer manischen Episode befindet. Auch andere Probleme wie Beziehungsschwierigkeiten oder verborgene Wünsche und Ängste können aufgrund solch offener Gespräche zutage treten.

Zusammenfassend geht es also darum, den Patienten zu einer gemeinsamen Überprüfung des aktuellen Zustands einzuladen und dabei Offenheit für den Ausgang dieser Überprüfung zu demonstrieren. Möglicherweise stellen sich bei der gemeinsamen Überprüfung mit dem Helfer, aber auch in Gesprächen mit dem sozialen Umfeld des Patienten Themen und Bezüge heraus, die bisher unbearbeitet waren. Viele Themen zeigen sich gerade dann, wenn sich die Patienten in einer Hochphase befinden.

MERKE → Therapeutisch betrachtet, ist die manische Hochphase nicht nur ein »Übel«, sondern auch hilfreich, um Beziehungsprobleme oder sonst verborgene Wünsche und Vorstellungen erkennen und bearbeiten zu können.

← Gesteigertes Redebedürfnis

In der Gesprächsführung mit akut manischen Patienten stellt sich oft auch ein ganz praktisches Problem: Die Betroffenen sind übermäßig gesprächig, sie reden viel, laut und sind schwer zu unterbrechen. Auch hier haben wir gute Erfahrungen damit gemacht, bereits im Vorfeld – also wenn das Problem noch gar nicht besteht – gemeinsam mit dem Patienten zu überlegen, wie man als professioneller Helfer in dem Fall am besten reagieren sollte. Einige Patienten wünschen sich ein klares, vorab festgelegtes Signal vom Gegenüber, etwa ein lautes »Stopp, ich komme nicht mehr zu Wort«.

Tatsächlich können die Patienten eine so klare Aussage gut annehmen, wenn im Vorfeld vereinbart wurde, dass der Helfer sie so deutlich darauf hinweisen soll, sobald ein gemeinsames Gespräch aufgrund des gesteigerten Redebedürfnisses schwierig wird. Selbstverständlich bedarf es im Laufe eines längeren Gesprächs auch manchmal mehrerer Stoppsignale.

Nicht selten sind wir als Helfende jedoch in der Situation, dass wir nicht die Gelegenheit hatten, vorbereitend einen konkreten Umgang mit dem gesteigerten Redebedürfnis mit dem Patienten zu diskutieren. Es kann dann hilfreich sein, ihn zunächst ein paar Minuten einfach reden zu lassen, sich selbst zurückzulehnen und nichts mehr zu sagen. Fragt man den Patienten dann nach einigen Minuten, ob ihm an dem bisherigen Gesprächsverlauf etwas aufgefallen sei, so können viele Betroffene erkennen, dass bislang nur sie geredet haben. Oftmals führt allein diese Erkenntnis dazu, dass die Patienten sich etwas zurücknehmen und ein Gespräch wieder möglich ist.

Eine andere Möglichkeit besteht darin, die Aufmerksamkeit des Patienten gezielt auf sein Befinden zu richten. Fragt man einen ununterbrochen redenden manischen Patienten etwa danach, wie er sich genau in diesem Moment fühlt, so hat das zur Konsequenz, dass der Betroffene kurz innehalten muss und sein aktuelles Verhalten reflektiert. In der Folge werden sich Patienten oft darüber bewusst, dass sie übermäßig viel und laut reden, und nehmen sich anschließend mehr zurück.

Gegensteuernde Maßnahmen ergreifen

Wie eine akut depressive, so erfordert auch eine akut manische Symptomatik eine unmittelbare Behandlung. Das Ziel in der Akutphase besteht darin, sowohl die aktuelle Symptomatik zu lindern als auch langfristig negative Folgen im persönlichen, familiären oder auch beruflichen Bereich abzuwenden. Manchmal erreichen wir akut manische Patienten mit ambulanten Behandlungsmaßnahmen nicht mehr. Daher erfolgt die Behandlung in dieser Phase oftmals stationär.

⟵ Medikation

Sofern keine Kontraindikationen vorliegen oder individuelle Gründe dagegensprechen, sollten akut manische Patientinnen und Patienten medikamentös monotherapeutisch entweder mit einem der empfohlenen Stimmungsstabilisierer (Lithium, Carbamazepin,

Valproat) oder einem der empfohlenen atypischen Neuroleptika (Aripiprazol, Olanzapin, Quetiapin, Risperidon, Ziprasidon) oder Haloperidol (in Notfallsituationen und zur Kurzzeitbehandlung) behandelt werden. Zusätzlich kann bei Bedarf und zeitlich eng begrenzt die Gabe von Benzodiazepinen in Betracht gezogen werden. Bei nicht ausreichendem Ansprechen werden Kombinationstherapien aus Stimmungsstabilisierer und atypischem Neuroleptikum empfohlen.

Prioritäten erarbeiten

Je mehr die Patienten ihren manischen Impulsen nachgeben, desto höher geht es für gewöhnlich in der Aufwärtsspirale. Was ihnen nun hilft, ist eine Reduktion ihrer Aktivität. Das Erstellen eines gemeinsamen Wochenplans kann dabei hilfreich sein. Um zu verhindern, dass ein Betroffener all den Plänen in seinem Kopf nachgeht, können Helfer ihn darin unterstützen, Prioritäten zu setzen. Dabei werden alle Pläne und Ideen zunächst gesammelt. Anschließend werden sie hinsichtlich ihrer Dringlichkeit und Wichtigkeit bewertet. Gibt es beispielsweise eine Frist, bis zu der etwas erledigt sein muss, damit negative Konsequenzen abgewendet werden können (hier ist etwa an das fristgerechte Bezahlen einer Rechnung zu denken), so ist das eine Aktivität, die gegenüber anderen Aktivitäten priorisiert werden sollte.

Bei der Planung konkreter Aktivitäten ist es außerdem wichtig, darauf zu achten, dass nicht alle Aktivitäten mit der Gesellschaft anderer verbunden sind. Manische Patienten profitieren von reizarmen Umgebungen, um wieder besser zu sich selbst zu finden.

Alkohol

Da die Hemmschwelle in den Hochphasen der Erkrankung insgesamt reduziert ist, tendieren viele Patienten dazu, auch mehr Alkohol oder andere Drogen zu konsumieren. Umgebungen, in denen diese Substanzen leicht zugänglich sind, sind daher im Optimalfall zu vermeiden.

Schlaf

Weiterhin ist darauf zu achten, dass die Betroffenen – möglicherweise entgegen ihrem Bedürfnis – einen geregelten Schlaf-wach-Rhythmus beibehalten. Der Einsatz unterstützender Medikation ist häufig empfehlenswert. Medikation, Seiten 46, 98, 132

Um ein persönliches Fiasko zu vermeiden, ⟵ **Individuelle Maßnahmen** sind in vielen Fällen Maßnahmen zu ergreifen, die ganz individuell auf den betreffenden Patienten zugeschnitten sind. Wir haben es hier mit kreativen Patienten zu tun und diese erfordern auch von professionellen Helfern manchmal kreative Ideen und Maßnahmen. Viele bipolare Patienten tendieren dazu, in manischen Phasen Unmengen an Geld für eigentlich unnötige Dinge auszugeben. Gemeinsam mit dem Patienten sollte überlegt werden, wie sich solche Geldausgaben besser kontrollieren lassen. Eine unserer Patientinnen kam dabei auf eine ungewöhnliche Idee: »Sobald ich merke, dass es wieder losgeht mit der Manie, werde ich meine Kreditkarte einfrieren. So vergeht einige Zeit, bis ich sie tatsächlich verwenden kann, sollte ich in der Manie mal wieder den Impuls haben, sofort viel Geld auszugeben. Und ich weiß dann, dass ich mich selbst von großen Geldausgaben abhalten wollte, als ich die Karte einfror. Das kann ich besser ertragen, als wenn mich jemand anders versuchen wollte davon abzuhalten.«

Andere Patienten geben ihre Kreditkarte einem Angehörigen, sobald sie merken, dass erste manische Symptome auftreten. Wieder andere bitten in symptomfreien Zeiten in ihren Lieblingsgeschäften darum, ihnen nichts zu verkaufen, was über einen festgelegten Betrag hinausgeht. Der Fantasie und Kreativität sind hier keine Grenzen gesetzt.

Tatsächlich ist ein solches Vorgehen empfehlenswert ⟵ **Notfallpläne** und vielversprechend. Haben sich Patienten bereits in einer euthymen Phase gemeinsam mit einem Helfer oder auch ihren Angehörigen über gegensteuernde Maßnahmen verständigt, die im Falle einer (beginnenden) Manie zu ergreifen sind, so geht die Umsetzung unserer Erfahrung nach problemloser vonstatten, als wenn die Maßnahmen in der Akutsituation erstmals besprochen werden. Die Erarbeitung von sogenannten Notfallplänen ist daher empfehlenswert. Sofern dann beispielsweise das Stimmungstagebuch des Patienten auf eine beginnende Symptomatik hinweist, kann auf die entsprechenden Notfallpläne zurückgegriffen werden, die konkrete Handlungsanweisungen für den Betroffenen – und vielleicht auch für dessen Angehörige und professionelle Helfer – beinhalten. → Stimmungstagebuch, Seite 35

Da kognitive Arbeit mit der überwiegenden Mehrheit der akut manischen Patienten nicht oder nur sehr eingeschränkt umsetzbar ist, empfehlen wir in dieser Krankheitsphase vor allem, sich in der Arbeit mit den Patienten eher auf die Verhaltensebene zu konzentrieren und etwa Strategien zu erarbeiten, mit denen es möglich ist, das Aktivitätsniveau zu reduzieren oder die Umsetzung von Plänen, die langfristig mehr Schaden als Freuden mit sich bringen, zu verhindern.

MERKE → **In nicht akuten Phasen gemeinsam mit dem Patienten erarbeitete Notfallpläne sind hilfreich, wenn sie konkrete Handlungsanweisungen enthalten.**

Zur Gefährlichkeit in manischen Episoden

Wir haben bereits darauf hingewiesen, dass akut manische Patienten oftmals gereizt auftreten. Entsprechend werden sie anderen gegenüber auch in einigen Fällen schneller ärgerlich als andere Menschen. Dies kann sich beispielsweise darin äußern, dass sie andere – auch ihnen kaum bekannte Personen – schneller anschreien. Arbeitet man mit bipolaren Patienten, so begegnen einem vereinzelt auch Betroffene, die in ihrem Ärger schon einmal einen Computer oder einen Fernseher aus dem Fenster geworfen haben. Das grenzüberschreitende Verhalten verängstigt auch manch professionellen Helfer.

BEISPIEL → Herr S. aus dem vorangegangenen Abschnitt saß mit seiner Bezugstherapeutin im Behandlungszimmer, um über sein aktuelles Befinden zu sprechen. Seine Therapeutin konfrontierte ihn vorsichtig mit der Vermutung, dass er entsprechend der Annahme seines behandelnden Arztes tatsächlich eine manische Symptomatik entwickelt haben könnte. Herr S. wurde daraufhin sehr ärgerlich, begann, die Therapeutin anzuschreien, und warf den nächstbesten Gegenstand, den er fassen konnte, gegen die Wand.

Nicht immer äußert sich grenzüberschreitendes und latent gewalttätiges Verhalten so offen.

BEISPIEL → Herr P., 37 Jahre alt, befand sich aufgrund einer akut manischen Symptomatik in einer beschützenden Station einer psychiatrischen Klinik. Es war gerade eine Viertelstunde, bevor er gewöhnlich die wöchentliche Sitzung mit seiner Bezugstherapeutin hatte. Diese saß am Schreibtisch im Stationszimmer, um noch einige Eintragungen in Patientenakten vorzunehmen. Herr P. betrat mit einer Rose in der Hand das Stationszimmer, stellte sich dicht hinter die Therapeutin und schaute dieser interessiert über die Schulter. Als diese seine Anwesenheit bemerkte, klappte sie die Akte, mit der sie in diesem Moment beschäftigt war, zu und fragte Herrn P., was er im Stationszimmer mache. Herr P. lächelte sie an und sagte ihr, dass er ihr eigentlich eine Rose habe vorbeibringen und sie zur Therapiesitzung abholen wollen, dass er es sich nun jedoch anders überlegt habe und die Rose lieber doch einer der Pflegerinnen schenken wolle.

Die Therapeutin bat Herrn P., da sie noch weitere Eintragungen zu machen habe, das Stationszimmer zu verlassen. Sie wies darauf hin, dass die Daten in den Akten vertraulich seien und es daher nicht möglich sei, die Eintragungen in seiner Anwesenheit abzuschließen. Herr P. lächelte seine Therapeutin an und sagte, dass er die Eintragungen durchaus spannend finde und nun auch keine Lust habe, das Stationszimmer zu verlassen. Er bleibe daher, bis auch seine Therapeutin das Zimmer verlasse.

Die Therapeutin erklärte Herrn P., dass dies nicht möglich sei, und verwies erneut auf die Vertraulichkeit der Akten. Herrn P. beeindruckte das wenig. Anstatt den Raum zu verlassen, nahm er eine Akte vom Schreibtisch. Seine Therapeutin stand daraufhin auf und bat ihn, ihr die Akte wiederzugeben, woraufhin Herr P. sie nur anlächelte. In diesem Moment kam ein Pfleger ins Zimmer, nahm Herrn P. die Akte aus der Hand und bat ihn freundlich, aber energisch, den Raum umgehend zu verlassen. Er tat es.

Obwohl die Frage danach, ob akut manische ⟵ **Grenzüberschreitungen** Patienten gefährlicher sind als andere Personengruppen, auf den ersten Blick sehr nachvollziehbar erscheint, sucht man Untersuchungen zu dieser Fragestellung in einschlägigen Datenbanken vergebens. Auch insgesamt lassen sich die Vermutungen, psychisch erkrankte Menschen seien gewalttätiger als der Durchschnitt der Bevölkerung, nicht nachweisen, wohl aber gibt es Häufungen bei einzelnen Patientengruppen. Die manisch-depressiven Menschen scheinen nicht dazuzugehören. Im Gegenteil: Es gibt Untersuchungen, die aufzeigen, dass psychisch Kranke nicht etwa häufiger Täter, sondern häufiger Opfer von (Gewalt-)Verbrechen werden. ⇀ Aggression, Seite 106

Auch unsere klinische Erfahrung zeigt, dass akut manische Patienten zwar in vielen Fällen gereizter reagieren als andere, es jedoch für Helfer (oder auch Mitpatienten) in der Regel nicht zu ernsthaft bedrohlichen bzw. gefährlichen Situationen kommt. Die Betroffenen sind zwar oft aufbrausend und laut und werfen möglicherweise auch einmal einen Gegenstand durch den Raum, doch haben wir es noch nicht erlebt, dass sie in böser Absicht tatsächlich jemanden verletzten.

Das grenzüberschreitende Verhalten manischer ⟵ **Sexuelle Belästigung** Patienten kann unter gewissen Umständen jedoch für Mitpatienten »kritisch« werden. So hatten wir einen Fall, in dem ein junger manischer Patient aufgrund seiner akuten Symptomatik deutlich gesteigertes sexuelles Interesse entwickelte. Verbunden mit einer akuten – ebenfalls auf die Symptomatik zurückzuführenden – Selbstüberschätzung bzw. Größenideen, führte dies dazu, dass er das Verhalten einiger, unter anderem akut psychotischer, Mitpatientinnen als sexuelles Interesse deutete.

So etwas muss natürlich entsprechende Vorsichtsmaßnahmen zum Schutze der Mitpatientinnen nach sich ziehen. In dem konkreten Fall wurde dem Patienten untersagt, das Zimmer der betreffenden Mitpatientinnen zu betreten, und es wurde regelmäßig kontrolliert, wo sich der Patient aufhielt.

MERKE → **Obwohl Männern im Allgemeinen ein ausgeprägteres sexuelles Interesse nachgesagt wird als Frauen, ist ein solches gesteigertes Interesse im Rahmen manischer Episoden bei Frauen mindestens ebenso häufig zu finden wie bei Männern.**

Im Allgemeinen ist es aus unserer Sicht ratsam, manischen Patienten möglichst unaufgeregt und offen zu begegnen. Auch dann, wenn diese beispielsweise deutlich gereizt oder grenzüberschreitend auftreten. Es ist in den allermeisten Fällen nicht ratsam, selbst in irgendeiner Form auf Konfrontation zu gehen oder die Betroffenen körperlich zu begrenzen. Nimmt ein Patient also etwa Dinge eines Therapeuten vom Schreibtisch, um diese näher anzuschauen, so ist es aus unserer Erfahrung nicht ratsam, diesem etwa den Gegenstand aus der Hand zu reißen oder den Arm des Patienten festzuhalten. Stattdessen haben wir sehr gute Erfahrungen damit gemacht, selbst gelassen zu bleiben und dem Betroffenen in ruhigem Ton zu sagen, dass er den Gegenstand bitte wieder hinlegen möge.

Tritt ein Patient sehr aggressiv auf und ängstigt die Helfenden, so ist es aus unserer Erfahrung das Beste, ihm offen mitzuteilen, dass sein Verhalten beängstigend und beunruhigend wirkt. Oft ist den Patienten gar nicht klar, dass ihr Verhalten anderen Menschen Angst machen könnte, und die Rückmeldung allein schon bewirkt, dass sie deutlich ruhiger werden und einem versichern, dass keinerlei Gefahr von ihnen ausgehe.

MERKE → **Manischen Patienten sollte man möglichst gelassen begegnen. Je konfrontativer Helfer auftreten, desto mehr spitzt sich die Situation in der Regel zu.**

Sicherlich ist es nicht in allen Fällen leicht, einem manischen Patienten möglichst unaufgeregt und ruhig zu begegnen. Führt das Verhalten beispielsweise dazu, dass eine Gesprächsgruppe nicht sinnvoll weitergeführt werden kann, dass in einer Wohngruppe plötzlich alle aufgeregt sind oder dass im Wartezimmer einer psychiatrischen Praxis plötzlich helle Aufregung herrscht, so mag das auch das Gemüt des ein oder anderen professionellen Helfers in Unruhe versetzen.

Oft ist es so, dass manische Patienten in ihrer offenen Art tatsächlich manchmal auf Schwachpunkte von Institutionen, Abläufen oder auch Personen hinweisen (zu lange Wartezeiten o. Ä.). Und da – vermutlich aus Angst vor Bloßstellung – kaum jemand gerne von einem Patienten auf die eigenen Schwachstellen hingewiesen wird, erhöht sich bei vielen Helfern in einer solchen Situation die Bereitschaft, selbst aggressiv auf derartige »Angriffe« zu reagieren. Entsprechend empfehlen wir, sich dann, wenn ein Patient einen selbst aggressiv macht und es einem nicht mehr gelingt, ruhig zu bleiben, sich auch selbst die Frage zu stellen, ob der Patient möglicherweise einen wunden Punkt getroffen hat.

Unterbringung als letzter Ausweg?

Im Umgang mit den Betroffenen stellt sich immer wieder die Frage, ob eine gegen den Willen des Patienten eingeleitete Unterbringung in eine psychiatrische Einrichtung in Erwägung zu ziehen ist. Insbesondere psychotherapeutisch zieht eine Zwangsunterbringung oft heikle Folgen nach sich, etwa einen Vertrauensverlust, sodass möglichst auf eine Zustimmung durch den Patienten hingearbeitet werden sollte.

⟵ Rechtslage

Rein formal bzw. juristisch betrachtet, rechtfertigt eine vom Patienten ausgehende Selbst- oder Fremdgefährdung, die auf die Erkrankung zurückzuführen ist, eine solche Maßnahme. Tatsächlich wird es, wenn man mit bipolaren Patienten arbeitet, immer wieder Situationen geben, in denen es sich als notwendig erweist, einen Betroffenen zu begrenzen oder ihn daran zu hindern, unkontrollierte Handlungen durchzuführen, die kurz- oder langfristig negative Konsequenzen nach sich ziehen.

In den meisten dieser Fälle sind die Betroffenen nicht gerade davon »begeistert«, dass sie gegen ihren expliziten Willen auf einer beschützenden, geschlossenen Station behandelt werden. Entsprechend reagieren sie auf die Initiatoren einer solchen Unterbringung oft ärgerlich oder wütend. Gleichwohl haben wir es auch schon vielfach erlebt, dass es Patienten nach Abklingen ihrer Hochphase durchaus als richtig und angemessen empfanden, gegen ihren Willen stationär untergebracht worden zu sein. Hier gilt es für psychiatrisch Tätige, immer abzuwägen.

BEISPIEL → Herr Z., 52 Jahre alt, hatte in seinem Leben bereits mehrere depressive und mehrere manische Episoden. In seiner letzten Hochphase investierte er sehr viel Geld in Dinge, von denen er überzeugt war, dass sie ihn und seine Familie in Kürze reich machen würden. Seine Frau erkannte schnell, dass die Investitionen ihres Mannes alles andere als gut durchdacht waren. Die »Geschäftspartner«, die ihr Mann ihr in dieser Zeit vorstellte, erschienen ihr keineswegs vertrauenswürdig und nicht sonderlich professionell. Obwohl sie dies ihrem Mann auch mitteilte, war dieser von dem bevorstehenden Geldsegen überzeugt und nahm zwei beträchtliche Kredite bei der gemeinsamen Bank auf.

Als er ihr eines Abends eröffnete, dass er nun auch noch einen dritten Kredit bei einem privaten Kreditgeber aufnehmen wolle, da ihm die gemeinsame Bank keinen weiteren Kredit mehr gewährte, beschloss Frau Z., sich Hilfe beim gemeinsamen Hausarzt zu holen. Dieser erkannte schnell, dass es sich bei der beschriebenen Symptomatik möglicherweise um eine Manie handelte, und empfahl Frau Z., ihren Mann notfalls gegen seinen Willen in eine psychiatrische Klinik einweisen zu lassen.

Obwohl Frau Z. dieser Schritt sehr schwerfiel, folgte sie dem Rat, nachdem Herr Z. in mehreren Gesprächen keinerlei Einsicht gezeigt hatte. Herr Z. reagierte sehr wütend, nachdem sie diesen Schritt gegangen war.

In den ersten Tagen nach der stationären Aufnahme lehnte er jegliches Gespräch mit ihr ab und kündigte an, sich von ihr scheiden zu lassen. Nach Abklingen der manischen Symptomatik erkannte Herr Z. jedoch, dass die Einschätzung seiner Frau durchaus richtig war. Was ihm im Rahmen der Manie wie eine mit Sicherheit gewinnbringende Investition erschien, stellte sich letztlich als riskante Aktion heraus und brachte der Familie einen beträchtlichen finanziellen Schaden ein. Herr Z. war seiner Frau nun sehr dankbar dafür, dass sie mit ihrer Entscheidung weiteren Schaden von der Familie abgewendet hatte. Zudem sagte er seiner Frau: »Egal, was kommt, sollte ich je wieder manisch und uneinsichtig sein, dann bitte lass mich wieder, auch gegen meinen Willen, in einer psychiatrischen Klinik unterbringen.«

Gerade bei Betroffenen, in deren Vorgeschichte es schwere manische Episoden gegeben hat, empfiehlt es sich, in Notfallplänen auch konkrete Handlungsanweisungen hinsichtlich einer Unterbringung auch gegen ihren Willen zu notieren. Viele Patienten sind, genau wie Herr Z. in obigem Beispiel, in euthymen Krankheitsphasen durchaus dazu in der Lage, zu erkennen, dass eine Unterbringung während einer manischen Phase sinnvoll ist. Gemeinsam mit einem professionellen Helfer oder einem Angehörigen sollten die Betroffenen daher notieren, wer unter welchen genauen Umständen eine solche Unterbringung in die Wege leiten soll.

In vielen Fällen sind fremdbestimmte Maßnahmen, wie die gegen den Willen eines Patienten eingeleitete Unterbringung, notwendig, um den Patienten oder auch sein Umfeld zu schützen. Dabei ist es sicherlich sinnvoll, wenn derartige Maßnahmen von Menschen eingeleitet werden, die dem Patienten nahestehen und von denen der Patient im euthymen Zustand weiß, dass sie sich um sein Wohlergehen sorgen. Dies bietet nicht nur die Möglichkeit, das Geschehene im Nachhinein angemessen aufzuarbeiten, sondern verhindert auch, dass bei dem Betroffenen der Eindruck entsteht, die Einleitung der Maßnahme sei willkürlich erfolgt. Sicherlich ist es für den Patienten, aber auch für dessen Angehörige eine Entlastung, wenn eine entsprechende Maßnahme durch einen professionellen Helfer – etwa den Psychotherapeuten oder den Betreuer – eingeleitet wird und nicht von seinen Angehörigen. → Recht, Seiten 93, 105, 127

Geregelt sind freiheitsentziehende Unterbringungen im Landesunterbringungsgesetz der Bundesländer, wie beispielsweise dem Baden-Württembergischen Unterbringungsgesetz (UBG BaWü), dem Berliner Gesetz für psychisch Kranke (PsychKG) oder dem Nordrhein-Westfälischen Gesetz über Hilfen und Schutzmaßnahmen bei psychischen Krankheiten (PsychKG NW). Da diese Gesetze größtenteils deckungsgleich sind, möchten wir im Folgenden beispielhaft einige wesentliche Inhalte des UBG BaWü zusammenfassen.

⟵ Unterbringungsgesetz

Zuständig für die Anordnung einer freiheitsentziehenden Unterbringung nach den Landesgesetzen ist das Betreuungsgericht, in dessen Bezirk die Unterbringung erfolgen soll. Das Gericht muss den Betroffenen persönlich anhören, um sich einen Eindruck über die Notwendigkeit der Maßnahme zu verschaffen. Darüber hinaus muss ein Sachverständigengutachten vorliegen.

Unterbringungsbedürftig sind psychisch erkrankte Menschen nach dem UBG BaWü dann, wenn sie infolge ihrer Krankheit ihr Leben oder ihre Gesundheit erheblich gefährden oder eine erhebliche gegenwärtige Gefahr für Rechtsgüter anderer darstellen und die Gefährdung nicht auf andere Weise abgewendet werden kann. Steht der Betroffene jedoch unter elterlicher Sorge oder Vormundschaft oder ist für ihn ein Pfleger oder Betreuer bestellt, dessen Aufgabenkreis die Aufenthaltsbestimmung umfasst, so ist der Wille desjenigen maßgeblich, der das Aufenthaltsbestimmungsrecht innehat. Bei Bestellung eines Betreuers gilt dies nur, wenn der psychisch Kranke geschäftsunfähig ist oder für ihn ein Einwilligungsvorbehalt hinsichtlich der Aufenthaltsbestimmung vorliegt.

Einen Antrag auf Unterbringung gegen den Willen eines Betroffenen kann entweder die untere Verwaltungsbehörde stellen oder – sofern sich der Betroffene bereits in einer entsprechenden Einrichtung befindet – auch eine anerkannte Einrichtung (etwa psychiatrische Zentren oder Universitätskliniken). Um zu klären, ob tatsächlich Gründe für eine Unterbringung gegen den Willen einer Patientin oder eines Patienten vorliegen, kann die untere Verwaltungsbehörde eine ärztliche Untersuchung durch das Gesundheitsamt anordnen. In Fällen, in denen zum gegebenen Zeitpunkt weder die Verwaltungsbehörde noch ein hinreichend fachqualifizierter Arzt zur Verfügung steht, wird in aller Regel die Polizei informiert, die die betroffene Person dann in eine entsprechende Einrichtung bringen kann. In § 4 des UBG BaWü ist geregelt, dass eine solche Einrichtung eine Person auch aufnehmen und zurückhalten kann, bevor die Unterbringung beantragt oder angeordnet ist, sofern dringende Gründe für die Annahme vorhanden sind, dass die Voraussetzungen für eine Unterbringung vorliegen und eine sofortige Unterbringung erforderlich erscheint. In einem solchen Fall hat die Einrichtung den Antrag auf Anordnung der Unterbringung jedoch unverzüglich, spätestens aber bis zum Ablauf des dritten Tages nach der Aufnahme oder Zurückhaltung abzusenden, falls eine weitere Unterbringung gegen den Willen des Betroffenen erforderlich erscheint.

Es ist gesetzlich geregelt, dass Betroffene so untergebracht, behandelt und betreut werden, dass der Unterbringungszweck bei geringstem Eingriff in die persönliche Freiheit erreicht wird. Dabei haben sie diejenigen Maßnahmen zu dulden, die erforderlich sind, um Sicherheit und Ordnung in der Einrichtung, in der sie untergebracht sind, zu gewährleisten oder sie vor sich selbst zu schützen.

Wer aufgrund des UBG untergebracht ist, hat Anspruch auf die notwendige Behandlung. Die Behandlung der Anlasserkrankung soll die Voraussetzungen freier Selbstbestimmung der untergebrachten Person so weit als möglich wiederherstellen, um ihr ein möglichst selbstbestimmtes, in der Gemeinschaft eingegliedertes Leben in Freiheit zu ermöglichen. Dabei bedarf die Behandlung der Einwilligung der untergebrachten Person, welche auf dem freien Willen der insoweit einwilligungsfähigen und ärztlich angemessen aufgeklärten Person beruhen muss.

⟵ Zwangsbehandlung

In bestimmten Fällen können Behandlungsmaßnahmen jedoch auch gegen den Willen des Betroffenen ergriffen werden, nämlich dann, wenn

- dieser krankheitsbedingt nicht zu der Einsicht in die Behandlungsbedürftigkeit der Krankheit oder zum Handeln gemäß dieser Einsicht fähig ist und die Behandlung nachweislich dazu dient,
  - eine Lebensgefahr oder eine gegenwärtige erhebliche Gefahr für die Gesundheit der untergebrachten Person abzuwenden oder
  - die tatsächlichen Voraussetzungen freier Selbstbestimmung der untergebrachten Person so weit als möglich wiederherzustellen, um ihr ein möglichst selbstbestimmtes, in der Gemeinschaft eingegliedertes Leben in Freiheit zu ermöglichen, oder
- die Behandlung dazu dient, eine Lebensgefahr oder eine gegenwärtige erhebliche Gefahr für die Gesundheit dritter Personen abzuwenden.

Eine solche Zwangsbehandlung bedarf einer ärztlichen Anordnung und Überwachung. Zuvor muss ein Arzt die untergebrachte Person angemessen aufklären und versuchen, ihre auf Vertrauen gerichtete Zustimmung zu erreichen. Die Einrichtung ist verpflichtet, die Behandlungsmaßnahmen einschließlich ihres Zwangscharakters, ihrer Durchsetzungsweise, ihrer maßgeblichen Gründe und der Wirkungsüberwachung zu dokumentieren. Darüber hinaus muss eine zu dokumentierende Nachbesprechung durch den behandelnden Arzt erfolgen, sobald es der Gesundheitszustand des Untergebrachten zulässt.

Eine Zwangsbehandlung ist auf Antrag der behandelnden Einrichtung nur mit vorheriger Zustimmung des Betreuungsgerichts zulässig. Wenn hierdurch jedoch die Behandlung verzögert würde und sich hieraus Nachteile für das Leben oder die Gesundheit der gefährdeten Person ergeben würden (»Gefahr im Verzug«), kann die Zustimmung unverzüglich nachträglich herbeigeführt werden.

Selbstbestimmung

Liegt keine akute Selbst- oder Fremdgefährdung vor, gibt es nicht nur keine rechtliche Grundlage für eine Zwangsunterbringung, sondern aus therapeutischer Sicht auch keine Veranlassung, eine stationäre Maßnahme gegen den Willen des Patienten einzuleiten. Hier gilt es wieder, das Recht auf Selbstbestimmung des Patienten zu wahren und ihn auch durch akute Krankheitsepisoden, so gut es möglich ist, zu begleiten. Manches Mal steht hier das reine Kontakthalten im Vordergrund, um eine langfristige, stabile und damit auch tragfähige Beziehung aufzubauen.

MERKE → **Eine Zwangseinweisung sollte in Absprache mit einer Vertrauensperson aus dem engeren Umfeld des Betroffenen stattfinden, aber von einem professionellen Helfer durchgeführt werden.**

Und nach der Manie die Scham

Nicht selten fallen bipolare Patienten im Anschluss an eine manische Episode in ein tiefes Loch. Eine der Ursachen hierfür ist oftmals ein starkes Gefühl von Scham oder Schuld, das Betroffene ob der »Unmöglichkeiten«, die sie im Rahmen der Manie gemacht haben, entwickeln. Es ist wichtig, diesen Gefühlen auch therapeutisch Raum zu geben.

Dabei haben wir bei einigen Patientinnen und Patienten gute Erfahrungen damit gemacht, das Augenmerk nicht ausschließlich auf die ganz offensichtlichen, negativen Konsequenzen des Verhaltens in der Manie zu richten, sondern die Betroffenen auch dazu einzuladen, gemeinsam zu überprüfen, ob in all dem, was sie getan haben, auch so etwas wie »ein Körnchen Wahrheit« steckt. Konnte der Betroffene vielleicht jemandem die Meinung sagen, bei dem er sich das sonst nie getraut hätte? Hat er sich etwas geleistet, wovon er schon lange geträumt hat? Hat er etwas Neues ausprobiert, was ihn schon seit einiger Zeit gereizt hat? Oder hat er sich endlich etwas zugetraut, was ihm sonst so schwerfällt?

Manchen Patienten gelingt es durch diese Betrachtungsweise, einen Teil des eigenen Verhaltens in der Manie zu akzeptieren oder diesem einen Sinn abzugewinnen. Gemeinsam kann man dann überprüfen, ob die Manie in gewisser Weise vielleicht sogar notwendig war, um bestimmte, eventuell längst überfällige Dinge anzugehen. Auf dieser Basis kann dann gemeinsam überlegt werden, wie es dem Patienten zukünftig gelingen kann, solche Dinge auch außerhalb der Manie – und dann auf angemessene Weise – anzugehen. Vielleicht wird in einem solchen Gespräch deutlich, dass dem Betroffenen gewisse soziale Kompetenzen fehlen, die es ihm ermöglichen würden, anderen auch außerhalb einer Manie die Meinung zu sagen. Oder er erkennt, dass er sich sonst fast nie etwas gönnt, und möchte dies zukünftig ändern.

In vielen Fällen ist es jedoch auch so, dass die Patientin oder der Patient nicht der Meinung ist, dass das eigene Verhalten in der Manie auf gewisse Missstände hinweist, die therapeutisch nutzbar gemacht werden können oder gar sollten. In dem Fall halten wir es für wichtig, die Betroffenen darin zu unterstützen, die Ursache für das eigene Verhalten in der Manie nicht in sich selbst, sondern in der Erkrankung zu sehen. Es ist nicht das eigene Versagen, das dazu geführt hat, dass es zu bestimmten »Unmöglichkeiten« kam – es ist die Erkrankung. Gleichzeitig sollte gemeinsam überlegt werden, wie in eventuell zukünftig auftretenden Manien Schadensbegrenzung geleistet werden kann.

MERKE → **Das konkrete Verhalten, das ein Betroffener im Rahmen einer Manie gezeigt hat, kann Hinweise darauf geben, ob etwas Verborgenes in seinem Leben wichtig und was gegebenenfalls in gemeinsam erarbeiteten Notfallplänen zu beachten ist.**

Suizidalität im Rahmen bipolarer Störungen

Obwohl die durch Suizid bedingte Mortalitätsrate laut Statistischem Bundesamt im Allgemeinen, aber auch unter Patienten mit affektiven Störungen im Speziellen (O'Leary u.a. 2001; Rihmer/Akiskal 2006) in den vergangenen Jahrzehnten deutlich abgenommen hat, sind Suizidversuche und vollendete Suizide besonders unter psychiatrischen Patienten noch heute eine häufige Erscheinung.

Risikofaktoren

Jedes Jahr nehmen sich in Deutschland deutlich mehr als 11.000 Menschen das Leben. Die Zahl derer, die ihr Leben durch einen Suizid verlieren, liegt um 50 Prozent höher als die Zahl jener, die bei einem Verkehrsunfall sterben. Dazu kommt noch eine hohe Dunkelziffer. Die Anzahl der Suizidversuche, die letztlich nicht im Tod enden, übersteigt diese Zahl zusätzlich um das etwa 10- bis 20-Fache.

Bei Suiziden sind psychiatrische Erkrankungen der bedeutendste Prädiktor (Rihmer 1996): Etwa 90 Prozent der Menschen, die sich das Leben nehmen, leiden zum Zeitpunkt ihres Todes an einer psychiatrischen Erkrankung – insbesondere an einer affektiven Störung (Beautrais u.a. 1996).

Etwa jeder vierte bipolare Patient unternimmt mindestens einmal in seinem Leben einen Suizidversuch und etwa 15 Prozent der Betroffenen versterben tatsächlich durch einen Suizid (Goodwin/Jamison 1990). Dabei ist das Risiko in den ersten Jahren der Erkrankung besonders hoch.

Ganz allgemein gibt es verschiedene Möglichkeiten, Risikofaktoren für suizidales Verhalten zu klassifizieren. Zoltán Rihmer (2007) zum Beispiel unterscheidet zwischen primären, sekundären und tertiären Risikofaktoren (siehe Abbildung 7). Dabei weisen die primären die höchste prädiktive Relevanz auf, wohingegen die Relevanz tertiärer Faktoren deutlich geringer ist. Möchte man eine Vorhersage bezüglich des suizidalen Verhaltens auf individueller Ebene treffen, ist die prädiktive Relevanz beim alleinigen Vorliegen sekundärer und tertiärer Risikofaktoren nur sehr gering, da es sich bei Suizidversuchen und vollendeten Suiziden um statistisch sehr seltene Ereignisse handelt. Liegt jedoch bereits ein primärer Risikofaktor vor, nimmt die prädiktive Relevanz koexistierender sekundärer und tertiärer Prädiktoren zu.

In Abbildung 7 ist die hierarchische Klassifikation der Risikofaktoren für suizidales Verhalten im Allgemeinen dargestellt.

ABBILDUNG 7 Hierarchische Klassifikation der Risikofaktoren für Suizidversuche und vollendeten Suizid (nach Rihmer 2007)

Risikofaktoren — **Prädiktive Relevanz**

Primäre Risikofaktoren (psychiatrisch / medizinisch)
gegenwärtiges Vorliegen einer Achse-I-Störung
Suizidversuch in der Vorgeschichte
gegenwärtiges Vorliegen von Suizidgedanken
komorbide Persönlichkeitsstörung

Sekundäre Risikofaktoren (psychosozial)
belastende Erfahrungen in der Kindheit
anhaltende belastende Lebenssituation
akute psychosoziale Stressoren

Tertiäre Risikofaktoren (demografisch)
männliches Geschlecht
Adoleszenz (bei Männern)
höheres Lebensalter (bei beiden Geschlechtern)
Angehörigkeit zu einer Minorität (Angehörige von Suizidopfern, Überlebende einer Katastrophe, Bisexualität, Homosexualität)

Prospektive und retrospektive Studien konnten zeigen, dass Patienten mit affektiven Störungen, wenn sie einen Suizidversuch unternehmen, dies in den allermeisten Fällen während einer (schweren) depressiven Episode tun (etwa 80 Prozent). Auch gemischte Episoden gehen mit einem hohen Ausmaß an Suizidalität einher und können als Risikofaktor für suizidales Verhalten verstanden werden (ebd.). In den seltensten Fällen werden Suizidversuche im Rahmen einer rein manischen oder euthymen Phase unternommen (Isometsä u.a. 1994). Entsprechend kann man festhalten, dass es sich bei suizidalem Verhalten von Patienten mit einer bipolaren Störung um ein zustandsabhängiges Phänomen handelt, welches nicht in jeder Phase der Erkrankung gleich wahrscheinlich ist.

Neben der Diagnose der bipolaren Störung und den oben aufgeführten Risikofaktoren erhöhen auch das Vorliegen einer komorbiden Suchterkrankung, akut psychotische Symptome, eine mangelnde Impulskontrolle sowie die Wahl einer harten Methode bei vorangegangenen Suizidversuchen das Risiko für suizidales Verhalten.

Wie erkenne ich ein erhöhtes Suizidrisiko?

In der Arbeit mit psychiatrischen Patienten ganz allgemein, aber auch mit bipolaren Patienten im Speziellen ist es immer ratsam, das Vorliegen der oben aufgeführten Risikofaktoren zu prüfen, um abschätzen zu können, ob bei einer Person das Risiko für suizidales Verhalten besonders erhöht ist. Darüber hinaus ist es jedoch von großer Bedeutung, die ganz individuelle Situation des Betroffenen zu berücksichtigen.

Befindet sich ein Patient aktuell in einer stark belastenden Lebenssituation, so kann dies die Gefahr eines Suizids erhöhen. Hat er etwa seinen Arbeitsplatz verloren, hohe Schulden angehäuft, einen menschlichen Verlust erlebt oder befindet er sich in einer Trennungssituation, so sollte dies dazu führen, das Thema der Suizidalität offen anzusprechen. Dabei ist es nicht entscheidend, ob das Problem, das den Betroffenen belastet, real ist oder nicht. Objektiv mag der Konflikt möglicherweise nicht dramatisch erscheinen. Solange jedoch der Patient das Problem subjektiv als bedrohlich, schwerwiegend und unlösbar ansieht, sollte es auch im Umgang mit dem Patienten Beachtung finden.

Besondere Vorsicht ist dann geboten, wenn der Konflikt, der zu Suizidgedanken oder auch einem vorangegangenen Suizidversuch führte, nicht gelöst werden konnte. Patienten erleben dann oft unerträgliche Spannungszustände und starke belastende Emotionen. In einem solchen Zustand kann das Suizidrisiko dramatisch ansteigen, da der eigene Tod als einzig mögliche und endgültige Lösung für eine sonst scheinbar unlösbare Situation erscheint.

Sowohl eine mangelnde Unterstützung durch Angehörige oder Freunde als auch die fehlende Einbindung in feste Strukturen stellen Risikomerkmale für suizidales Verhalten dar. Entsprechend ist die Gefahr einer Selbsttötung bei jenen Patienten besonders hoch, die sozial isoliert und vereinsamt sind und die keine engen Bindungen (mehr) haben.

Ziehen sich Patienten ungewöhnlich stark von ihrem sozialen Umfeld zurück und kommunizieren weniger als sonst, dann sollten die Behandler nicht zögern, das Thema der Suizidalität offen anzusprechen. Allerdings kann man häufig auch beobachten, dass Menschen, die den Entschluss gefasst haben, sich das Leben zu nehmen, auf einmal wie erleichtert wirken und wieder aufgeschlossener und kommunikativer sind als zuvor. Beginnt ein Patient, sein Eigentum zu verschenken oder zu verkaufen, oder erweckt er den Eindruck, seine Angelegenheiten verstärkt zu ordnen (etwa sein Testament zu schreiben), so sollte auch dieses Verhalten Anlass dazu geben, ein Gespräch über Suizidgedanken zu suchen. Die Wahrnehmung und Einordnung eines solchen Verhaltens ist gerade bei bipolaren Menschen nicht immer leicht.

Einem hartnäckigen Mythos zufolge reden Menschen, die sich das Leben nehmen möchten, nicht von sich aus darüber. Manche Personen nehmen sogar an, dass Patienten, die über Suizidalität sprechen, nur versuchen, die Aufmerksamkeit auf sich zu ziehen. Das ist jedoch nicht richtig. Im Gegenteil: Die meisten suizidalen Menschen sprechen im Vorfeld eines Suizidversuches darüber, dass sie keinen Sinn mehr in ihrem Leben sehen, dass sie des Lebens überdrüssig sind oder sich nach Ruhe sehnen. Oftmals äußern sie sich auch ganz konkret und sagen Sätze wie: »Am liebsten wäre ich tot.« Wirken Patienten sehr hoffnungslos und wird im Gespräch deutlich, dass sie in ihrer aktuellen Situation keine Zukunftsperspektive mehr sehen, muss man damit rechnen, dass es auch zu suizidalem Verhalten kommen kann.

MERKE → **Suizidale Gedanken sind immer ernst zu nehmen!**

Hegt man den Verdacht, dass sich ein Patient mit Suizidgedanken trägt, ist es unerlässlich, ihn im Gespräch direkt, wenn auch einfühlsam danach zu fragen. Viele Menschen – darunter auch Ärzte und Therapeuten – befürchten, dass sich die Suizidgedanken eines Patienten durch ein Gespräch über dieses Thema noch verstärken könnten. Entsprechend bleiben auch professionelle Helfer oft unkonkret, wenn Patienten Todeswünsche ansprechen. Diese Gefahr besteht jedoch nicht.

← Gesprächsführung

Es ist wichtig, im Gespräch mit dem Betroffenen zu klären, wie konkret seine Suizidgedanken sind. Hat er schon eine Idee, wie er sich das Leben nehmen würde? Hat er möglicherweise schon Vorbereitungen getroffen? Ist die geplante Methode eine harte? Hat der Patient ein Suizidarrangement getroffen, das ein Auffinden schwierig oder gar unmöglich macht? Je mehr dieser Fragen bejaht werden müssen, desto höher ist die Suizidgefährdung des Patienten.

Neben den Inhalten von Suizidgedanken ist es auch wichtig, sich ein Bild darüber zu verschaffen, ob der Patient die Suizidideen als drängend erlebt. Ist dies der Fall, so steigt die Gefahr für suizidales Verhalten ebenfalls an.

Kann sich ein Patient auch nach einem ausführlichen Gespräch nicht von seinen Suizidgedanken bzw. früheren Suizidversuchen distanzieren oder reagiert er im Gespräch sehr gereizt und aggressiv oder ist agitiert, sodass ein tragfähiger Gesprächsrapport nicht zustande kommt, ist auch dies prognostisch als ungünstig zu bewerten.

MERKE → Die Gefahr von suizidalen Handlungen ist bei Patienten mit einer bipolaren Störung besonders hoch. Das Vorliegen von Suizidgedanken sowie deren konkrete Art und Weise sollten daher einfühlsam, aber direkt erfragt werden.

Geeignete Maßnahmen im Umgang mit Suizidalität

Steht das Thema der Suizidalität in der Arbeit mit einem konkreten Patienten im Raum, ist ein angemessener Umgang mit dieser Thematik wichtig. Gernot SONNECK und Elmar ETZERSDORFER (1992) benennen einige allgemeine Grundprinzipien im Umgang mit akuter Suizidalität, deren Einhaltung auch aus heutiger Sicht noch ratsam erscheint:

- Zum einen raten die Autoren zu einem raschen Beginn der Krisenintervention. Tatsächlich befinden sich Patienten mit akuter Suizidalität in einem lebensbedrohlichen Zustand. Die Klärung der konkreten Situation des Patienten sowie das unverzügliche In-die-Wege-Leiten schützender Maßnahmen müssen daher oberste Priorität für die Helfer haben.
- Das sofortige Einleiten schützender Maßnahmen erfordert mitunter eine hohe Aktivität seitens der Helfenden. Patienten in suizidalen Krisen sind oft weder dazu in der Lage, zu planen, welches die nächsten Schritte sind, noch dazu, diese allein zu gehen. Professionelle Helfer müssen daher die Verantwortung in einer solchen Situation übernehmen.
- Welche Maßnahmen in einer suizidalen Krise die richtigen sind, hängt sowohl vom Setting als auch vom individuellen Patienten ab. Es gibt daher keinen allgemeingültigen Handlungsleitfaden. Entsprechend flexibel müssen sich Helfer in der Festlegung des weiteren Vorgehens der gegebenen Situation anpassen.

- In einer akuten suizidalen Krise geht es zunächst einmal ausschließlich darum, die aktuelle Situation zu überstehen und zu bewältigen. Es geht jetzt um das Überleben des Patienten – nicht darum, möglicherweise bereits seit Jahren vorliegende Probleme zu lösen.
- Bei suizidalen Krisen ist es oft nötig, das soziale Umfeld einzubeziehen. Sei es der Anruf bei einem Facharzt, um eine geeignete Medikation in die Wege zu leiten, oder das Einbeziehen der nahen Angehörigen, um sicherzustellen, dass sich der Betroffene direkt an diese wenden kann, sollte sich sein Zustand verschlechtern.
- Suizidale Patienten sollten entlastet werden. Während man Patienten in depressiven Phasen sonst oft rät, aktiv zu sein oder sich mit anderen Menschen zu umgeben, ist es nun wichtig, dass der Patient Schonung und Schutz erfährt.
- Es muss in einer solchen Krisensituation gelingen, den Patienten zur weiteren Zusammenarbeit zu motivieren.

Wir haben bereits verdeutlicht, dass es von großer Bedeutung ist, sowohl den Inhalt als auch die Intrusivität (also den inneren Druck) der Suizidgedanken genau zu explorieren. Um sicherzugehen, dass man den Patienten richtig verstanden hat, bietet es sich an, noch einmal in eigenen Worten zusammenzufassen, wie man seine Aussagen genau aufgefasst hat. Bei vielen Patienten kommt es zu einer Erleichterung, wenn ein Therapeut Formulierungshilfen für die starken Gefühle, die sie aktuell empfinden, anbietet.

Es ist von großer Bedeutung, suizidalen Patienten zugewandt und einfühlend zu begegnen. In akuten Krisen sollten Gespräche stets ohne Zeitdruck geführt werden. Das entlastet die Patienten. Alle anderen Tätigkeiten, denen der Helfer möglicherweise nachgehen wollte, müssen also zunächst zurückgestellt werden.

Beziehungsstärkung

Da Beziehungslosigkeit suizidales Verhalten erleichtert, steht der Beziehungsaufbau in entsprechenden Krisen im Vordergrund und kann als suizidpräventiv verstanden werden (Althaus

/ HEGERL 2004). Alle Äußerungen, die dazu führen könnten, dass sich der Betroffene abgelehnt fühlt, sind entsprechend zu vermeiden. Darunter fallen beispielsweise wertende, moralisierende oder gar Schuld zuweisende Äußerungen. Auch wenn bei Betroffenen der Eindruck entsteht, der Helfer stehe unter Zeitdruck, kann dies ein Gefühl von Ablehnung nach sich ziehen (»Ich bin es nicht wert«).

Einige Patientinnen und Patienten profitieren davon, wenn man ihnen die Frage stellt, wie sich ein Suizid auf ihren Partner, ihre Kinder oder auf andere nahe Angehörige auswirken würde. Im Rahmen einer schweren depressiven Symptomatik haben sich viele bipolare Patienten diese Gedanken noch nicht gemacht. Und während es vielen Betroffenen zunächst nicht gelingt, ihrer selbst wegen neuen Lebenswillen zu fassen, kann der Gedanke an ihre nahen Angehörigen neuen Lebensmut und -willen wecken. Auch der Hinweis auf andere Bindungen, etwa religiöse, oder auf schöne Erfahrungen, die der Patient in seinem Leben gemacht hat, oder eigene positive Eigenschaften werden oftmals als hilfreich erlebt.

Eine solche Veränderung der Perspektive ermöglicht es manchem, sich von seinen Suizidgedanken zu distanzieren. Denn wie Manfred WOLFERSDORF und Kollegen (1999, S. 148) zutreffend hervorheben, ist Suizidalität »meist kein Ausdruck von Freiheit und Wahlmöglichkeit, sondern von Einengung durch objektiv und / oder subjektiv erlebte Not«. Bei derartigen Hinweisen auf bestehende Bindungen muss der Helfer jedoch besonders darauf achten, die Suizidalität des Patienten nicht zu moralisieren.

Im Gespräch mit Betroffenen ist es außerdem wichtig, stellvertretend für diese Hoffnung auszudrücken. Gerade bipolaren Personen ist eine (euphorische) Hoffnung für die Zukunft ja nicht fremd. Hierbei kann es hilfreich sein, zu verdeutlichen, dass das Vorliegen von Suizidgedanken bzw. suizidalen Krisen im Rahmen depressiver oder auch gemischter affektiver Episoden zwar nicht selten sind, dass sie aber in der Regel auch nach relativ kurzer Zeit wieder abklingen. Der aktuelle Leidensdruck des Patienten darf jedoch auch bei der stellvertretenden Äußerung von Hoffnung nicht infrage gestellt oder gar bagatellisiert werden.

Zeiträume öffnen

Gerade aufgrund des vorübergehenden Charakters suizidaler Krisen besteht neben dem Beziehungsaufbau eine wesentliche Aufgabe im Umgang mit suizidalen Patienten darin, Zeit zu gewinnen (Althaus / Hegerl 2004). Je länger suizidale Handlungen verzögert werden können, desto höher sind die Chancen, dass der Betroffene überlebt. Gelingt es einem Patienten nicht, sich von seinen Suizidgedanken zu distanzieren, so müssen entsprechend schützende Maßnahmen eingeleitet werden, um das Überleben des Patienten zu sichern. Je nach Behandlungssetting und Schwere der Suizidalität sind unterschiedliche Maßnahmen geboten.

Im ambulanten Setting kommt es nicht selten vor, dass es Patienten nicht mehr gelingt, ihrem Behandler zuzusichern, dass sie zum Zeitpunkt ihres nächsten regulären Termins noch am Leben sein werden. In einem solchen Fall muss gemeinsam mit dem Patienten geprüft werden, für welchen Zeitraum und unter welchen Bedingungen er noch absprachefähig ist. Oftmals hilft bereits das Angebot einer engmaschigeren Betreuung, etwa das Angebot, die nächste Sitzung nicht erst in einer Woche, sondern bereits in drei Tagen abzuhalten.

Verträge

Dabei wird häufig auch ein Non-Suizid-Vertrag oder Non-Suizid-Pakt geschlossen, in dem der Patient verspricht, sich bis zur nächsten Sitzung nichts anzutun. Allerdings sind auch dann, wenn ein Patient sich aufgrund des Angebots einer engmaschigeren Betreuung glaubhaft von Suizidalität distanziert (und etwa einen Non-Suizid-Vertrag »unterschreibt«), weitere Vorsichtsmaßnahmen geboten. So muss besprochen werden, ob er es sich zutraut, Hilfe zu suchen, sollte sich der Handlungsdruck seiner suizidalen Gedanken entgegen seiner Erwartung erhöhen. Darüber hinaus muss ganz konkret besprochen werden, an welche Person bzw. an welche Institution sich der Patient in einem solchen Fall wendet.

Viele Therapeuten sind in einem solchen Fall bereit, ihrem Patienten ihre private Telefonnummer zu geben. Andere geben ihnen beispielsweise die Nummer der örtlichen psychiatrischen Klinik. Auch diese Vereinbarungen sollten in den Non-Suizid-Vertrag aufgenommen, sofern ein solcher schriftlich geschlossen wird, bzw. besprochen werden. In diesem Zusammenhang erscheint es uns wichtig, zu erwähnen, dass bis dato keine empirischen Daten vorliegen, die den präventiven Nutzen eines Non-Suizid-Vertrags stützen. Zudem entlastet ein solcher Vertrag den Helfer nicht hinsichtlich seiner Fürsorgepflicht gegenüber dem Patienten. Der Zweck eines solchen Vertrags besteht also lediglich in der Stärkung des therapeutischen Bündnisses und der Selbstkontrolle des Patienten.

MERKE → **Erweist sich ein Patient im ambulanten Setting als absprachefähig, so muss dennoch mit ihm besprochen und geplant werden, wie er sich im Falle einer Zuspitzung der suizidalen Krise verhalten soll.**

Klinikeinweisung

Gelingt es einem depressiven, suizidalen Patienten im ambulanten Setting nicht mehr, sich aufgrund des Angebots einer engmaschigeren Betreuung glaubhaft von Suizidalität zu distanzieren, so ist an eine vorübergehende stationäre Aufnahme zu denken und diese mit dem Betroffenen zu diskutieren. → Zwang, Seite 80

Manche Patientinnen und Patienten können die Notwendigkeit einer solchen vorübergehenden Maßnahme schnell erkennen und erklären sich bereit, direkt eine entsprechende Klinik aufzusuchen. In diesem Fall sollte genau besprochen werden, wie der Betroffene in die Klinik kommt und ob er sich die Vorbereitungen und den Weg dorthin allein bzw. in Begleitung eines Angehörigen zutraut. Wenn dem nicht so ist, sollte direkt ein Krankentransport für den Betroffenen organisiert werden.

Immer wieder haben wir erlebt, dass sich bipolare Patienten vor einer stationären Behandlung fürchten und aufgrund dieser Befürchtungen nicht bereit sind, einer auch nur vorübergehenden stationären Aufnahme direkt zuzustimmen. In diesen Fällen haben wir gute Erfahrungen damit gemacht, mit dem Patienten zu klären, was genau seine Befürchtungen sind, und mit diesen Befürchtungen zu arbeiten. Oftmals haben die Betroffenen ungute Erinnerungen an beschützende Stationen – vor allem wenn sie in einer oder mehreren manischen Episoden gegen ihren Willen dort untergebracht waren. Es ist dann wichtig, mit den Patienten zu erarbeiten, dass es nun ausschließlich darum geht, das Überleben zu sichern, und offen zu besprechen, dass ihnen die »Freiheit«, an der sie nun festhalten, nichts bringt, wenn sie die kommenden Tage nicht überleben.

Darüber hinaus profitieren viele Betroffene davon, die gegenwärtige Situation mit früheren Situationen der Unterbringung zu kontrastieren und zu vergleichen. Auch die Befürchtung, sie könnten nach Abklingen der Suizidalität langfristig gegen ihren Willen auf einer geschlossenen Station festgehalten werden, ist bei manchen Patienten hartnäckig verankert. In diesen Fällen kann es helfen, gemeinsam zu erarbeiten, welche Gründe es für einen psychiatrischen Klinikaufenthalt geben könnte, und dafür, sie nach dem Abklingen der Suizidalität gegen ihren Willen dort zu halten.

BEISPIEL → In einer Therapiesitzung stellte sich heraus, dass Frau E. akut suizidal war und sich nicht in der Lage sah, ihrem Therapeuten zuzusichern, dass sie sich in den kommenden Tagen – eventuell sogar in den kommenden Stunden – nichts antut. Ihr Therapeut fragte sie daraufhin, ob sie sich vorstellen könne, für einige Tage, bis zum Abklingen der aktuellen Krise, auf eine geschlossene Station in einer psychiatrischen Klinik zu gehen.

Frau E. wehrte dies heftig ab: »Das kommt für mich nicht infrage. Ich war schon einmal auf einer geschlossenen Station. Die Mitpatienten dort sind noch kränker als ich. Außerdem hat man kaum therapeutische Gespräche. Das bringt mir überhaupt nichts. Außerdem komme ich da am Ende gar nicht mehr raus.«

Therapeut: »Frau E., wenn ich Sie richtig verstehe, haben Sie die Sorge, dass das therapeutische Angebot auf einer solchen Station möglicherweise nicht ausreichen könnte, um Ihre Problematik zu lösen. Stimmt das?«

Frau E.: »Ja. Man hat dort höchstens ein Gespräch in der Woche. Da haben Sie mir gerade eben mehr angeboten.«
Therapeut: »Das stimmt. Möglicherweise hätten Sie mehr therapeutische Gesprächszeit außerhalb der Klinik als in der Klinik. Aber darf ich Sie fragen, was Ihnen diese Möglichkeit bringt, wenn Sie die Zeit bis zu unserer nächsten Sitzung möglicherweise gar nicht überleben?«
Frau E.: »Hm ... Da haben Sie recht. Möglicherweise nichts – aber ich gehe trotzdem nicht auf eine geschlossene Station. Ich war dort einmal, als ich manisch war. Das hat mir wirklich gereicht. Damals musste ich aufgrund eines richterlichen Beschlusses vier Wochen gegen meinen Willen dort bleiben.«
Therapeut: »Würden Sie sagen, die damalige Situation war ähnlich wie die heutige?«
Frau E.: »Nein. Natürlich nicht. Ich war manisch. Aber ich habe damals nicht verstanden, warum ich überhaupt in der Klinik bleiben sollte. Wissen Sie, wie schrecklich es ist, gegen den eigenen Willen auf einer solchen Station festgehalten zu werden?«
Therapeut: »Ich kann mir gut vorstellen, dass das eine große Belastung sein kann. Erlauben Sie mir, dass ich noch einmal auf meine Frage zurückkomme. Wäre die Situation jetzt die gleiche wie damals, als Sie manisch waren?«
Frau E.: »Nein, nicht wenn ich jetzt freiwillig in die Klinik ginge. Aber wer weiß – nachher klingt meine Suizidalität ab und die lassen mich trotzdem nicht gehen.«
Therapeut: »Glauben Sie, dass das wahrscheinlich ist? Welche Gründe könnte die Klinik haben, Sie dann noch dort zu behalten?«
Frau E.: »Eigentlich keine.«
Therapeut: »Das denke ich auch. Zudem gibt es rechtliche Grundlagen, wann eine Klinik jemanden auch gegen seinen Willen festhalten darf und wann nicht. Wenn Ihre Suizidalität abklingt und Sie sich oder andere nicht auf andere Weise gefährden, gibt es nicht nur keinen An-

lass, sondern auch keine rechtliche Grundlage für eine Klinik, Sie gegen Ihren Willen festzuhalten.«

Frau E. konnte sich letztlich auf einen vorübergehenden stationären Aufenthalt einlassen.

MERKE → **Willigt ein Patient, der sich in ambulanter Behandlung befindet, nicht in die Einleitung einer notwendigen stationären Unterbringung ein, so muss diese auch gegen seinen Willen eingeleitet werden.**

Stationssetting

Selbstverständlich kann es auch im Rahmen stationärer Behandlungen zu suizidalen Krisen bipolarer Patienten kommen. Auch hier geht es zunächst darum, den Patienten zu schützen und Zeit zu gewinnen. Im stationären Setting bestehen mehr Möglichkeiten, eine engmaschige Betreuung zu gewährleisten als im ambulanten. Beispielsweise ist es möglich, die Kontaktdichte massiv zu erhöhen. Dabei ist es nicht notwendig, dass lediglich der betreuende Arzt oder der Bezugstherapeut die Kontakte zum Patienten umsetzt, sondern es können und sollten auch Pflegekräfte, Sozialarbeiter, Physio- oder Ergotherapeuten gezielt in die Betreuung eingebunden werden.

Der Patient hat im stationären Rahmen die Möglichkeit, zu jeder Tages- und Nachtzeit jemanden anzusprechen, sollte der Handlungsdruck ansteigen. Es ist jedoch wichtig, ihn explizit auf diese Möglichkeit hinzuweisen und nicht davon auszugehen, dass dem Patienten dies ohnehin klar sei.

Weiterhin besteht bei einer großen aktuellen Gefährdung die Möglichkeit, Sichtkontakt zum Patienten herzustellen oder auch eine Sitzwache einzurichten. In einem solchen Fall ist es notwendig, den Patienten auf eine geschlossene Station zu verlegen, sofern er nicht ohnehin schon auf einer solchen ist.

Im stationären Setting ist es wichtig, alle Mitarbeiter im Behandlungsteam über das Vorliegen und das Ausmaß der Suizidalität zu unterrichten. Die Dienstabläufe müssen gegebenenfalls an das Ausmaß der Suizidalität angepasst werden. Teilt ein Patient etwa einem im ergänzenden

Dienst tätigen Kollegen mit, dass seine Suizidgedanken nun so drängend seien, dass er nicht mehr garantieren könne, sich nicht in Kürze etwas anzutun, so muss der Patient bis zum Eintreffen des diensthabenden Arztes geschützt und auch der ununterbrochene Kontakt zu Mitarbeitern des Behandlungsteams gewährleistet werden. In einem solchen Fall ist es außerdem ratsam, zu erwägen, entlastende Medikation einzusetzen (entspannend, angstlösend, sedierend, emotional distanzierend, einengende Gedanken lösend).

Darüber hinaus ist es für die gute Betreuung suizidaler Patienten notwendig, dass die Zuständigkeit im Behandlungsteam geklärt ist. Es muss Vereinbarungen darüber geben, wer das Ausmaß der Suizidalität regelmäßig abklärt, wer den Kontakt zum Betroffenen aufrechterhält und wer der Ansprechpartner ist, sollte es zu einem Notfall kommen. Auch mit den Mitarbeitern im ergänzenden Dienst muss besprochen werden, wie diese reagieren sollen, falls es in ihrer Kontaktzeit mit dem Patienten zu einer Zuspitzung der Situation kommt.

Unabhängig vom Behandlungssetting erfordert der Umgang mit suizidalen Patientinnen und Patienten eine Beseitigung derjenigen Mittel, die zur Durchführung des Suizids potenziell herangezogen werden könnten (höhere Dosen an Medikamenten, Besteck, Seile, Gürtel oder Ähnliches).

BEISPIEL → Frau P., eine bipolare Patientin, befand sich aufgrund einer gemischten Episode mit wiederkehrenden Suizidgedanken auf einer geschlossenen Station in psychiatrischer Behandlung. Aktuell war ihre Stimmung deutlich niedergeschlagen und von Hoffnungslosigkeit geprägt. Gleichzeitig war sie stark agitiert und litt unter Ideenflucht. Im Rahmen der wöchentlich stattfindenden Ergotherapie brach sie in Tränen aus und berichtete, dass sie es nun endgültig nicht mehr aushalte. Sie fühle sich wie gejagt und sei überzeugt, dass das alles niemals ein Ende nehmen werde. Sie habe gute Phasen in ihrem Leben gehabt, und nun sei es vielleicht einfach an der Zeit, allem ein Ende zu setzen.

Die Ergotherapeutin, die von den wiederkehrenden Suizidgedanken der Patientin wusste, nahm die Patientin beiseite und fragte sie ganz offen danach, wie stark ihr Wunsch zu sterben aktuell sei. Die Patientin gab an, so stark wie nie zuvor und dass sie nun einfach nur noch alles beenden wolle. Sie halte diesen Zustand nicht mehr aus und könne für nichts garantieren. Die Ergotherapeutin benachrichtigte den Bezugspfleger der Patientin, der sie daraufhin unverzüglich aus den Räumlichkeiten der Ergotherapie abholte.

Der Pfleger ging mit Frau P. ins Stationszimmer und verabreichte ihr dort Bedarfsmedikation gegen die starke Unruhe und innere Angespanntheit. Er bot ihr an, bis zum Eintreffen des behandelnden Arztes mit ihr gemeinsam den Stationsflur auf und ab zu laufen, wenn sie das wolle. Frau P. willigte ein. Nach einiger Zeit ließ die innere Anspannung der Patientin langsam nach.

MERKE → **Das stationäre Setting allein bietet nicht zwangsläufig den Schutz, den ein akut suizidaler Patient benötigt. Unter Umständen bedarf es bis zum Abklingen der Krise einer durchgängigen Begleitung durch das Behandlungsteam.**

Medikation

Eine schwere depressive Episode ist bei bipolaren Patienten durchaus eine Indikation für eine depressionsspezifische Pharmakotherapie. Dabei empfiehlt die entsprechende Behandlungsleitlinie eine Monotherapie mit Quetiapin – einem atypischen Neuroleptikum –, sofern keine Kontraindikation vorliegt. Auch die Stimmungsstabilisierer Carbamazepin, Lamotrigin und Olanzapin sowie selektive Serotonin-Wiederaufnahmehemmer bzw. selektive Dopamin-Noradrenalin-Wiederaufnahmehemmer (Bupropion) können in Betracht gezogen werden.

Auch bei einer mittelgradigen depressiven Episode ist eine depressionsspezifische Behandlung eine wesentliche Option. Im Gegensatz dazu bietet eine leichte depressive Episode nur in Ausnahmefällen eine Indikation zu einer depressionsspezifischen Pharmakotherapie. Besteht bereits eine phasenprophylaktische Pharmakotherapie, sollten vielmehr Dosis und

Serumspiegel geprüft und gegebenenfalls optimiert werden. Besteht noch keine Phasenprophylaxe, ist zu prüfen, ob eine solche indiziert ist, und wenn dem so ist, so sollte bereits in der akuten depressiven Krankheitsepisode damit begonnen werden.

MERKE → Die für akut depressive bipolare Patienten geeigneten medikamentösen Therapiestrategien können nicht einfach aus der Evidenz der unipolaren Depression übertragen werden.

Besondere Gefahr

Bei bipolaren Patienten mit gemischter Symptomatik sowie bei akut depressiven bipolaren Patienten, bei denen sich durch den Einsatz antidepressiver Medikation eine erste Antriebssteigerung einstellt, ist die Gefahr suizidalen Verhaltens besonders hoch. Der Grund dafür liegt darin, dass in diesen Fällen oftmals eine depressive Stimmung gemeinsam mit einem gesteigerten Antrieb vorliegt.

Während also Betroffene in schwer depressiven Episoden oftmals gar nicht den Antrieb finden, einen Suizidplan in die Tat umzusetzen, haben diese Patienten ausreichend Energie, tatsächlich suizidale Handlungen zu begehen. Kommt es im stationären Setting also infolge einer entsprechenden Medikation zu einer Besserung depressiver Symptomatik, so müssen die Patienten auch in dieser Behandlungsphase behutsam begleitet und das Ausmaß suizidaler Gedanken regelmäßig abgefragt werden.

Die Not der Helfer

Für viele Helferinnen und Helfer ist der Umgang mit akut und chronisch suizidalen Patienten eine starke persönliche Belastung und bedarf einer Stützung im Team.

Das stationäre Setting ermöglicht einen regelmäßigen Austausch mit Kollegen, die in die Behandlung desselben Patienten involviert sind. Dieser Austausch wird von vielen Helfern als entlastend und hilfreich erlebt. In einem derartigen Setting können Zweifel ob der Angemessenheit ergriffener Maßnahmen thematisiert werden, und Teammitglieder haben

die Möglichkeit, sich gegenseitig Sicherheit zu vermitteln. Die Verantwortung für den Patienten kann auf mehreren Schultern verteilt werden, und im Falle einer Überforderung hat jeder Helfer die Möglichkeit, in Absprache mit den anderen Teammitgliedern Verantwortung abzugeben.
Anders stellt sich die Situation in ambulanten Settings dar. Hier trägt oftmals eine Einzelperson die Entscheidungsverantwortung und hat keine unmittelbare Möglichkeit, sich bei Kollegen hinsichtlich des eigenen Vorgehens rückzuversichern. Entlastungsmöglichkeiten bieten die regelmäßigen Teambesprechungen, Intervisionen oder auch Supervision.
Stößt ein ambulanter Helfer an seine Belastungsgrenze, so gilt es, in einem kollegialen Supervisionsgespräch zu prüfen, ob dies objektiv an der Schwere der Symptomatik des Patienten liegt oder ob sich die Hoffnungslosigkeit des Patienten auf den Behandler überträgt. Im ersten Fall ist eine Veränderung des Behandlungssettings in Erwägung zu ziehen. Im zweiten sollten im Rahmen der Supervision die weiteren Behandlungsmöglichkeiten besprochen und festgelegt werden. Bringt auch dies keine Entlastung für den Helfer, so muss er – um dem Patienten die Chance auf eine hilfreiche Beziehung offenzuhalten – die Verantwortung für den Betroffenen an einen Kollegen abgeben.

MERKE → **Wer sich innerlich durch einen suizidalen Patienten stark belastet fühlt, sollte Kollegen und Vorgesetzte einbeziehen.**

Sorgen und Ängste der Angehörigen

Unter einer psychischen Erkrankung leidet nicht nur der Betroffene selbst, sondern in der Regel auch dessen Umfeld. Dies ist bei bipolaren Störungen nicht anders – möglicherweise sogar noch mehr als bei manch anderer Erkrankung, denn die Auswirkungen der affektiven Episoden, die die Betroffenen durchleben, sind oft enorm und dauern weit über die eigentlichen Krankheitsperioden hinaus an.

Wie sich die Krankheit auf Beziehungen auswirken kann

Die Auswirkungen der bipolaren Störung auf die sozialen Beziehungen der Betroffenen sind vielgestaltig: Während Beziehungen in depressiven Episoden oft durch den deutlichen Rückzug belastet sind, entstehen Beziehungsprobleme in manischen Episoden meist durch unkontrollierte Aktionen oder durch übermäßig gereizte Stimmungen. Aber auch in symptomfreien Zeiten kann die Erkrankung für die Angehörigen eine Belastung darstellen.

Belastungen in depressiven Episoden

Leiden Betroffene aktuell unter einer Depression, zeigen sich ähnliche Beziehungsprobleme wie bei unipolar depressiven Patienten. Aufgrund des Interessenverlustes und der Energielosigkeit ziehen sich viele deutlich von ihren Mitmenschen zurück. Sie scheuen es, mit ihren Verwandten, Freunden oder Bekannten Dinge zu unternehmen. Oft möchten sie nicht einmal mehr telefonisch Kontakt halten. Dies ist für die Angehörigen oft schwer nachzuvollziehen – schließlich möchten sie dem Betroffenen doch nur dabei helfen, aus dem tiefen Loch, in dem er sich gerade befindet, wieder herauszukommen. So deuten sie den starken Rückzug nicht nur als Ablehnung ihrer Hilfeangebote, sondern oft auch als Ablehnung ihrer selbst.

Es ist für Menschen, die sich mit dem Thema der Depression nicht gut auskennen, schwer nachvollziehbar, dass die Betroffenen selbst oft das Gefühl haben, die Hilfeangebote nicht annehmen zu *können*, und es ihnen nicht einfach an Bereitschaft dafür mangelt.

Darüber hinaus führt die Energielosigkeit akut depressiver Patienten in vielen Fällen dazu, dass sie nicht mehr in der Lage sind, ihren Verpflichtungen nachzukommen. Viele Angehörige übernehmen dann die Erfüllung entsprechender Aufgaben. Sei es, weil sie selbst oder andere Familienmitglieder sonst in Schwierigkeiten geraten (etwa wenn niemand die gemeinsamen Kinder vom Kindergarten oder von der Schule abholt) oder weil sie verhindern wollen, dass sich die Situation des Betroffenen durch die Nichterfüllung derartiger Pflichten noch zusätzlich verschlechtert. Diese Verantwortungsübernahme ist selbstverständlich anstrengend und häufig eine große Belastung für die Angehörigen. In einer solchen Situation hilft es Angehörigen oft, wenn man mit ihnen gemeinsam Prioritätenlisten aufstellt, um einem drohenden Chaos vorzubeugen.

MERKE → **Angehörigen muss von professioneller Seite aus oft vermittelt werden, dass auch sie selbst mit ihren physischen wie psychischen Kräften sorgsam umgehen müssen. Auch Angehörige sind nach heftigen Episoden meistens sehr erschöpft.**

Ein weiterer Faktor, der in der Depression die Beziehungen häufig belastet, ist die Tatsache, dass viele Betroffene ein starkes Unsicherheitsgefühl haben. Sie brauchen ihre Mitmenschen, um sich bei ihnen immer wieder rückzuversichern – beispielsweise hinsichtlich der Fragen, ob sie geliebt werden, ob sie »in Ordnung« sind, so wie sie sind, ob sie Angst haben müssen, verlassen zu werden, oder auch, ob sie alles richtig machen. Jemandem diese Rückversicherung ständig geben zu müssen ist anstrengend.

Einseitige Beziehungen

Und während die Angehörigen am Anfang oft bereit sind, dem Betroffenen die Sicherheit zu geben, die er braucht, sinkt diese Bereitschaft bei vielen ab, je länger die depressive Episode anhält. Fordern die Betroffenen diese Rückversicherung auch bei entfernteren Bekannten ein, so wenden sich diese nicht selten relativ schnell ab, denn Beziehungen sind in der Regel durch wechselseitiges Geben und Nehmen gekennzeichnet. Wird in einer Beziehung schnell deutlich, dass das Gegenüber nicht in der Lage ist zu geben, sondern nur zu nehmen, so ist die Bereitschaft, diese Beziehung auf Dauer weiterzuführen, häufig nicht vorhanden oder schwindet.

Bei vielen Menschen entsteht nach einer Weile der Eindruck, dass es in der Beziehung immer nur um den Betroffenen geht. Dass dieser immer im Mittelpunkt steht und für die Bedürfnisse, Wünsche und Befindlichkeiten anderer in der Beziehung kein Platz ist. Und tatsächlich ist es nicht ganz falsch, dass akut Depressive oft nicht in der Lage sind, sich auch noch in den Partner hineinzuversetzen. In dem emotionalen Ausnahmezustand, in dem sich die Betroffenen zweifellos befinden, ist es meist nicht mehr möglich, sich auf etwas anderes als die eigene Situation zu konzentrieren. Den Betroffenen stehen schlicht nicht genügend innere Ressourcen zur Verfügung. Insofern ringt einem eine Beziehung mit einem akut depressiven Menschen tatsächlich die Bereitschaft ab, sich und die ei-genen Bedürfnisse – in der Partnerschaft – zunächst einmal zurückzustellen.

Suizidalität

Leiden Betroffene auch unter Suizidgedanken, stellt dies sicherlich eine ganz besonders große Belastung für die Angehörigen dar. Oft berichten sie, dass sie in der ständigen Angst leben, der Betroffene könne sich etwas antun. Häufig organisieren die Angehörigen den Alltag dann so, dass der Betroffene möglichst zu keinem Zeitpunkt komplett allein, sondern stets irgendwer an seiner Seite ist.

Sexualität

In intimen Beziehungen ist natürlich auch der Libidoverlust, den viele akut depressive Menschen beklagen, ein belastendes Thema. Während der Betroffene selbst häufig keinerlei sexuelles Interesse mehr verspürt, ist dies bei Partner oder Partnerin nicht in gleicher Weise der Fall. Ganz egal, wie die beiden dann damit umgehen – ob der Betroffene gegen seinen Willen sexuellen Handlungen zustimmt oder ob Partner bzw. Partnerin entgegen den eigenen Bedürfnissen auf jeglichen sexuellen Kontakt verzichtet – einer von beiden wird darunter leiden. Entsprechend ist dies oftmals ein Thema, welches die Beziehung akut depressiver Patienten stark belastet.

Belastungen in manischen Episoden

Sind Betroffene hingegen akut manisch, so ist ihr Verhalten meist dadurch gekennzeichnet, dass sie sich überwiegend angenehmen Dingen und Aktivitäten zuwenden und dabei nicht darüber nachdenken, ob ihr Verhalten langfristig möglicherweise unangenehme Konsequenzen haben könnte bzw. welche Folgen für ihr soziales Umfeld entstehen. Dabei kommt es sehr oft vor, dass sie – gemessen an ihren Verhältnissen – Unmengen an Geld ausgeben. Dies belastet im Nachhinein natürlich nicht nur sie selbst, sondern vielfach auch ihre Partner und Familien oder auch Eltern.

⟵ Geldausgaben

In den allermeisten Fällen besteht keine Möglichkeit, das Geld, das Betroffene in einer manischen Episode durch Käufe ausgeben, wieder zurückzubekommen. Zwar gibt es vereinzelt Geschäfte, die nach Vorlage eines ärztlichen Attestes bereit sind, einen Kaufvertrag rückgängig zu machen, doch sind sie dazu nur dann verpflichtet, wenn ein Gericht auf der Basis eines Sachverständigengutachtens feststellt, dass der Betroffene zum Zeitpunkt des Kaufes geschäftsunfähig war. Die Feststellung der Geschäftsunfähigkeit ist aufgrund des episodischen Verlaufs der bipolaren Störung nicht immer ganz einfach, denn ein entsprechendes Sachverständigengutachten muss im Nachhinein klären, ob zum Zeitpunkt des Geschäftsabschlusses wichtige Voraussetzungen für die freie Willensbildung vorlagen oder nicht.

Um die Annahme einer Geschäftsunfähigkeit im Nachhinein zu rechtfertigen, wird ein sehr hohes Maß an Auffälligkeit verlangt, das eine solche Krankheitsannahme begründet. Befand sich ein Patient zum Zeitpunkt eines fraglichen Geschäfts beispielsweise nicht in ärztlicher oder therapeutischer Behandlung, ist es schwer festzustellen, ob er genau zu diesem Zeitpunkt geschäftsunfähig war oder nicht.

Geschäftsunfähigkeit

MERKE → **Häufig sind ärztliche Gutachten nötig für den Beleg, dass zum Kaufzeitpunkt eine Geschäftsunfähigkeit vorlag. Nur so aber können Geldausgaben rückgängig gemacht werden.**

Ist bei einer Patientin oder einem Patienten bereits bekannt, dass sie oder er dazu tendiert, sich in manischen Episoden großen finanziellen Schaden zuzufügen, sollte darüber nachgedacht werden, ob es im Bereich der Vermögenssorge sinnvoll sein könnte, eine Betreuung mit Einwilligungsvorbehalt einzurichten. Die Bestellung einer solchen Betreuung setzt voraus, dass ohne eine solche Maßnahme eine erhebliche Gefahr für das Vermögen der betreuten Person besteht. Die Anordnung eines Einwilligungsvorbehalts erfordert, dass der Betreute aufgrund einer psychischen Erkrankung seinen Willen nicht frei bestimmen kann. Der Einwilligungsvorbehalt schränkt die Geschäftsfähigkeit des Betroffenen insofern ein, als dass Geldausgaben ohne die Einwilligung des Betreuers nicht mehr möglich sind.

MERKE → **Bei einer Betreuung mit Einwilligungsvorbehalt darf der Betreute ohne Einwilligung des Betreuers keine Geschäfte mehr abschließen. Tut er es dennoch, kann der Betreuer diese rückgängig machen.**

Aufgrund des in manischen Phasen oftmals gesteigerten sexuellen Interesses kommt es im Rahmen dieser Hochphasen nicht selten auch zu »Untreue«. Während einige Patienten eher in ihrem persönlichen Umfeld entsprechende Sexualpartner suchen, gibt es auch jene Fälle, die beispielsweise Bordelle aufsuchen, um ihre gesteigerten sexuellen Bedürfnisse zu befriedigen. Auch Frauen lassen sich wahllos auf sexuelle Abenteuer ein. Da sich manische Patienten kaum Gedanken über

»Fremdgehen«

die Folgen ihrer Handlungen machen, schützen sie sich in ihren Affären häufig nicht vor der Gefahr eventueller Krankheiten. Es verwundert daher nicht, dass einer Studie zufolge bei bipolaren Patienten viermal so viele Geschlechtskrankheiten festzustellen waren wie bei anderen Personengruppen (RAMRAKHA u. a. 2000). Sexualität, Seiten 103, 131

Oft versuchen die Betroffenen gar nicht, ihre Untreue vor dem Partner geheim zu halten. Dieses Verhalten führt natürlich zu tiefen Verletzungen der Angehörigen und geht in den meisten Fällen mit einem deutlichen Vertrauensverlust einher, der die Beziehung auch nach Abklingen der manischen Symptomatik stark belasten kann. In solchen Fällen sollten Helfer zu offenen Gesprächen anregen und sie gegebenenfalls auch moderieren.

MERKE → **Sexuelle Abenteuer bipolarer Patienten haben in aller Regel nichts mit Abwertungen der eigentlichen Intimpartner zu tun. Dennoch sind in vielen Fällen psychotherapeutische Paargespräche ratsam.**

Aggressivität

Wenn Patienten im Rahmen einer manischen Phase eine stark reizbare Stimmung aufweisen, ist dies für Angehörige sehr belastend. Die Patienten reagieren ungehalten, werden laut oder beschimpfen ihr Gegenüber und erscheinen auch körperlich schnell bedrohlich. Manches Mal sind sie jedoch lediglich weniger höflich, als dies gewöhnlich der Fall ist, und stoßen ihr Umfeld bereits damit vor den Kopf.

Wir haben in unserem praktischen Alltag immer wieder die Erfahrung gemacht, dass bipolare Patientinnen und Patienten außerhalb ihrer manischen Episoden ein eher angepasstes und stark an Normen orientiertes Leben führen. Oftmals sind es Menschen, die es kaum schaffen, sich von anderen abzugrenzen, Schwierigkeiten damit haben, die eigenen Bedürfnisse zu äußern oder die eigenen Wünsche durchzusetzen. Häufig ist es der freundliche Nachbar oder der gutmütige Partner, der einem sonst kaum einen Gefallen abschlagen kann, der nun plötzlich aggressiv und gereizt auf andere reagiert. Dieser Umstand macht es für das Umfeld der Betroffenen besonders schwer, mit dem aggressiven und grenzüberschreitenden Verhalten der Patienten umzugehen und dieses einzuordnen. Schließlich ist es genau das Gegenteil dessen, was sie sonst von den Betroffenen kennen – und erwarten.

BEISPIEL → Herr C., ein 25 Jahre alter Patient, kam in Begleitung seiner Mutter zum Angehörigengespräch. Er war in den bisherigen Therapiesitzungen stets sehr freundlich gewesen und hatte immer den Eindruck eines gut erzogenen Sohnes aus einem gutbürgerlichen Elternhaus gemacht. Sofort zu Beginn des Gesprächs fiel auf, dass die Mutter sehr dominant auftrat. Sie sprach viel und laut und beantwortete auch Fragen, die der Therapeut an ihren Sohn richtete. Ab und zu streichelte sie ihm dabei über den Kopf, was angesichts seines Alters unangemessen wirkte.

Als es um das Verhalten des Patienten im Rahmen einer manischen Episode ging, berichtete Frau C., dass diese Phase für sie und ihren Mann besonders belastend gewesen sei. Sie hätten ihren Sohn kaum wiedererkannt. Üblicherweise sei er immer nett und freundlich zu allen. So hätten sie ihn schließlich auch erzogen. Beispielsweise mähe er noch bis heute den Rasen einer Nachbarin in gehobenem Alter, obwohl er nur ein sehr kleines Taschengeld dafür bekomme. Darauf seien sie stets sehr stolz gewesen.

In der Manie sei er dann jedoch nicht einmal mehr bereit gewesen, derartige Nachbarschaftshilfe zu leisten. Er habe der älteren Dame gesagt, sie solle sich für diese Aufgabe jemand anderen suchen – das habe sie als Eltern nicht nur sehr beschämt, sondern auch tief verletzt. Schließlich hätte es damals gar keinen Grund dafür gegeben. Er habe schlicht keine Lust mehr dazu gehabt. Sie seien nun sehr erleichtert darüber, dass er sich bei der Nachbarin inzwischen entschuldigt habe und ihren Rasen nun wieder regelmäßig mähe.

Führt ein Patient wie im Beispiel außerhalb manischer Episoden ein stark angepasstes Leben, so erscheint es notwendig, gemeinsam mit ihm und gegebenenfalls auch mit seinen Angehörigen zu prüfen, inwiefern diese starke Normorientierung möglicherweise zum Aufschaukelungsprozess manischer Episoden beiträgt. → Aggressionen, Seite 74

Nach verletzenden und kränkenden Vorfällen und vor allem dann, wenn sie wiederholt vorkommen, stellen sich viele Angehörige die Frage nach der Verantwortung: »Ist das alles wirklich nur auf die Krankheit zurückzuführen?«, »Kann der Betroffene gar nichts dafür, wenn er mir untreu wird?«, »Macht er es am Ende doch mit Absicht und schiebt seine Erkrankung als Entschuldigung nur vor?«, »Bin ich ihm so egal, dass er sich nicht mehr zusammenreißen kann?«. All das sind Fragen, die die Angehörigen bipolarer Patienten oftmals umtreiben.

← Verantwortung

Für viele der Patienten scheint die Manie die einzige Möglichkeit, aus den gewohnten Zwängen auszubrechen und den eigenen (oftmals unausgesprochenen und unterdrückten) Wünschen und Bedürfnissen ungehemmt und bedingungslos nachzugehen. Eine der wesentlichen Aufgaben einer Hilfe und Therapie besteht daher darin, die Patienten in ihrer Persönlichkeitsentwicklung dahin gehend zu unterstützen, dass es ihnen besser gelingt, den eigenen Bedürfnissen auch außerhalb von Hochphasen nachzukommen, sich von den Maßstäben anderer zu lösen und eigene Maßstäbe und Grenzen für sich zu definieren.

Es ist durchaus möglich, dass das Verhalten, das ein Betroffener im Rahmen manischer Episoden zeigt, auf persönliche Anteile hinweist, die er sonst im alltäglichen Leben unterdrückt. Davon zu sprechen, dass er die Gefühle anderer absichtlich verletzt oder sich einfach nur zusammenreißen müsse und somit die volle Verantwortung für sein Verhalten in der manischen Episode trägt, wäre unseres Erachtens jedoch nicht richtig. Vielmehr ist es ein inhärenter Teil der Erkrankung, dass es dem Patienten nicht gelingt, alle Anteile von sich selbst so in seinen Alltag (auch die euthymen Phasen) zu integrieren, dass sie nicht ausschließlich und in geballter Form im Rahmen von Manien ausgelebt werden.

Das Verhalten in Manien deutet also keineswegs darauf hin, dass Angehörige dem Betroffenen egal sind. Auch schieben bipolare Patientinnen und

Patienten ihre Erkrankung nicht einfach als Entschuldigung vor. Vielmehr befinden sie sich in dem Konflikt, dass sie sich ihrer Bedürfnisse gar nicht in aller Vollständigkeit bewusst sind und nicht gelernt haben, ihr Verhalten in euthymen Phasen an ihren eigenen Wünschen und Maßstäben auszurichten. Verantwortung für ihr Verhalten tragen die Betroffenen insofern, als nur sie selbst eine Therapie zur Behandlung der Problematik in Gang setzen können.

MERKE → **Angehörige bipolarer Patienten brauchen oft Unterstützung dabei, sich sowohl während depressiven Rückzugs als auch bei der manischen Außenorientierung des Betroffenen nicht alleingelassen zu fühlen.**

Belastungen in euthymen Episoden

Auch in euthymen Phasen sind die Beziehungen bipolarer Patienten oftmals durch deren Erkrankung belastet. Hier spielen einerseits Residualsymptome eine Rolle, andererseits ist auch die Tatsache bedeutend, dass sowohl die Patienten selbst als auch ihre Angehörigen die Befürchtung haben, dass es jederzeit wieder zu einer affektiven Episode kommen könnte.

Stimmungsschwankungen sind auch für gesunde Menschen nicht ungewöhnlich. Jeder von uns kennt Tage, an denen er besserer oder schlechterer Laune ist als sonst. Für Menschen, die unter einer bipolaren Störung leiden, aber auch für deren Angehörige, ist diese Tatsache oft sehr belastend. Jede Stimmungs- oder auch Aktivitätsveränderung könnte auch Anzeichen für den Beginn einer weiteren affektiven Episode sein, und diese Tatsache schürt in den Angehörigen oft starke Angst.

Entsprechend häufig kommt es vor, dass bipolare **← Frühwarnzeichen** Patientinnen und Patienten von ihrem Umfeld auf jede noch so kleine Veränderung in ihrer Stimmung oder ihrem Verhalten angesprochen werden. Sätze wie »Du wirst doch schon wieder manisch« sind vielen Patienten ein alltäglicher Begleiter. Die Patienten erleben diese Verdächtigungen als Kränkungen und als Zeichen von mangelndem Vertrauen in sie und ihre Stabilität. Zudem wehren sie vielleicht auch legitime Wünsche vorschnell ab. Betroffene reagieren daher oft ärgerlich auf solche Vermutungen – und zwar umso mehr, je öfter sie damit konfrontiert werden.

In den meisten Fällen haben sie mit ihrem Ärger durchaus recht, denn nicht jede leichte Stimmungsveränderung deutet schon auf den Beginn einer neuen Episode hin. Kommt es dann aber tatsächlich zu relevanten Veränderungen, sind derartige Sätze in vielen Fällen bereits so oft gefallen, dass sie nur noch als Angriff wahrgenommen werden und nicht mehr als wertvoller Hinweis, den zu überprüfen es Sinn macht.

MERKE → **Angehörige brauchen oft Hilfe dabei, nicht jede Stimmungsänderung des Erkrankten schon als Frühwarnzeichen zu deuten.**

Mit dem Betroffenen und dessen nächsten Angehörigen ist zu besprechen, was im individuellen Fall tatsächlich Frühwarnzeichen für eine bevorstehende Krankheitsepisode sind. Auch sollte gemeinsam erarbeitet und geklärt werden, ob und wie der Betroffene sich eine Rückmeldung darüber wünscht, wenn seine Angehörigen der Meinung sind, erste Frühwarnzeichen zu erkennen. Dies sollte möglichst konkret besprochen werden.

Manchmal können Betroffene solche Rückmeldungen nur von ganz bestimmten Angehörigen annehmen und von anderen gar nicht. Auch können sie möglicherweise mit einer bestimmten Wortwahl gut umgehen, während eine andere eher zu Reaktanz und Rückzug führt. In vielen Fällen ist es hilfreich, das gemeinsam erarbeitete Vorgehen auch schriftlich festzuhalten, sodass alle Beteiligten dies als verbindliche Abmachung verstehen.

MERKE → **Zwischen bipolaren Patienten und ihren Angehörigen sollten klare Absprachen darüber getroffen werden, ob, wann und auf welche Weise über mögliche Frühwarnsymptome gesprochen wird.** → Frühwarnzeichen, Seite 34

Gefühle der Angehörigen

Die Belastungen, die eine bipolare Störung auch für die Angehörigen der Betroffenen mit sich bringt, können bei diesen ganz unterschiedliche Gefühle auslösen. Manche möchten nach der Diagnosestellung zunächst gar nicht wahrhaben, dass ihr Partner oder Familienangehöriger tatsächlich unter einer bipolaren Störung leidet. Die damit verbundenen Konsequenzen verunsichern und machen vielen Angehörigen Angst, sodass sie sich zunächst an der Hoffnung festhalten, dass die gestellte Diagnose möglicherweise falsch und alles gar nicht so »schlimm« sei.

Auch Gefühle von Mitleid, Traurigkeit und Betroffenheit empfinden viele Angehörige, denn es ist schwer, einen nahestehenden Menschen derart leiden zu sehen. Aber es ist auch schwer, sich selbst von vielen Dingen verabschieden zu müssen: Mit einem Menschen zusammenzuleben, der unter einer bipolaren Störung leidet, bedeutet oft auch, dass Spontaneität und Unbeschwertheit verloren gehen. So ist es zugunsten der Stabilität der Betroffenen oft notwendig, »Unaufgeregtheit« im Alltag anzustreben. Bipolare Patienten sollten beispielsweise einen möglichst stabilen Schlaf-wach-Rhythmus haben und müssen gegebenenfalls ihren bisherigen Lebensstil aufgeben. Menschen, die bislang abends gerne viel ausgegangen sind, müssen diese Vorliebe oft einschränken, um das Risiko weiterer affektiver Episoden zu verringern. Dies beeinflusst und verändert selbstverständlich auch den Alltag und das Leben ihrer nahen Angehörigen.

Leidet jemand unter einer bipolaren Störung, so kommt es in den meisten Fällen immer wieder zu affektiven Episoden. Dies ist oftmals auch dann der Fall, wenn die Betroffenen psychotherapeutische Hilfe suchen und / oder Medikamente einnehmen. Bei allen Beteiligten löst dies Gefühle von Hilf- und Hoffnungslosigkeit aus. Bevor ein Betroffener bereit ist, professionelle Hilfe in Anspruch zu nehmen, kann sich das Gefühl der Überforderung aufseiten der Angehörigen unermesslich steigern, die für gewöhnlich mit all ihren Kräften versuchen, dem Betroffenen zu helfen.

Die ständigen Bemühungen kosten Kraft und die Angehörigen fühlen sich oft völlig erschöpft.

Häufig berichten Angehörige, dass sie von massiven Schuldgefühlen geplagt werden, zum Beispiel weil es ihnen gut geht, während ihr Partner leidet. Andere haben Schuldgefühle, weil sie manches Mal die Geduld verlieren und befürchten, dass sie zu wenig für den Betroffenen tun.

Schuldgefühle

All diese Gefühle, die die Angehörigen zermürben und viel Kraft kosten, sind von außen betrachtet absolut nachvollziehbar. Die Angehörigen selbst jedoch erlauben sich in den allermeisten Fällen gar nicht, stark emotional auf die belastende Situation zu reagieren. Sie setzen sich kaum mit sich selbst und den eigenen Gefühlen auseinander, sondern richten ihre gesamte Energie darauf aus, dem Betroffenen zu helfen. Arbeitet man mit Angehörigen bipolarer Patienten, ist es daher besonders wichtig, sie zunächst einmal dazu anzuleiten, die eigenen Gefühle überhaupt wahrzunehmen und diese zu akzeptieren. Es ist in Ordnung, traurig, verzweifelt oder auch ärgerlich zu sein.

Vielen Angehörigen ist es eine große Hilfe, wenn professionelle Helferinnen und Helfer ihnen vermitteln, dass negative Gefühle wie die, die sie empfinden, immer auch eine Signalfunktion haben. Auch wenn sie sich zunächst nicht gut anfühlen, so haben sie doch ihre Berechtigung. Gelingt es den Angehörigen, zu erkennen, dass all die negativen Gefühle auch einen gewissen Nutzen mit sich bringen, so können sie diese zulassen und letztlich besser mit ihnen umgehen. Ja, mehr noch, so mancher »Knoten« löst sich plötzlich, wenn auch der Angehörige Position bezieht oder eigene Rechte reklamiert.

BEISPIEL → Frau S. ist seit zwanzig Jahren mit ihrem Mann verheiratet. Dieser litt schon zu Beginn ihrer Beziehung unter einer bipolaren Störung. Entsprechend hat Frau S. bereits viele depressive und manische Episoden ihres Mannes miterlebt und ihn durch alle Phasen seiner Erkrankung begleitet. Es war immer schwer für sie, mit den Folgen der

Symptomatik ihres Mannes zurechtzukommen. Besonders die manischen Episoden erlebte sie als große Belastung. Ihr Mann war in diesen Phasen sehr sprunghaft, war viel unterwegs und vernachlässigte sämtliche familiären Verpflichtungen.

Frau S. beschreibt, dass sie ihn immer erlebt habe wie einen »Teenager, der außer Rand und Band gewesen« sei. Er habe sich in manischen Phasen die Nächte um die Ohren geschlagen, sei viel ausgegangen, habe zu viel Geld ausgegeben und viel mehr Alkohol getrunken als gewöhnlich. Allerdings habe er sich immer in seinem gewohnten Umfeld bewegt. Mal habe er sie gebeten, mit ihm auszugehen, mal, gemeinsame Freunde zu besuchen. Er sei immer zugänglich geblieben und habe sich nie von ihr und ihrem gemeinsamen Umfeld abgeschottet.

Dies habe sich in den letzten fünf Jahren jedoch verändert. In den manischen Phasen distanziere er sich plötzlich immer mehr von ihr. Er wolle weder sie noch gemeinsame Freunde bei seinen nächtlichen Streifzügen dabeihaben. Wenn sie ihn frage, wo er in der vergangenen Nacht gewesen sei, wolle er ihr keine Antwort darauf geben. Sie wisse nicht, ob sie ihm noch vertrauen könne, und habe Angst, er könne andere Frauen treffen.

Diese Angst zermürbe sie sehr, und es gelinge ihr nicht mehr, freundlich mit ihrem Mann umzugehen. Stattdessen reagiere sie inzwischen sehr gereizt auf ihn und könne ihren Ärger auch nicht mehr vor ihm zurückhalten. Anschließend habe sie jedoch immer ein schlechtes Gewissen, schließlich sei ihr Mann krank und könne nichts für sein Verhalten. Sie habe den Eindruck, nicht das Recht zu haben, auf ihn wütend und ärgerlich sein zu dürfen. Deswegen spreche sie auch gar nicht offen mit ihm über ihre Gefühle, wenn die manische Phase vorbei sei. Sie wolle ihn damit schließlich nicht auch noch belasten.

In einem gemeinsamen Gespräch mit Frau S. wird über die Sinnhaftigkeit negativer Gefühle gesprochen. Frau S. fällt es zunächst schwer, negativen Gefühlen irgendeinen Sinn abzugewinnen. Schließlich seien sie sehr unangenehm und oftmals auch lähmend. Allerdings kann sie nach kurzer Überlegung doch dem einen oder anderen negativen Gefühl einen Sinn abgewinnen. Beispielsweise erkennt sie, dass Schmerz langfristig eine lebenserhaltende Funktion hat. Schnell gelingt es ihr auch, bei dem Gefühl von Trauer einen positiven Aspekt zu sehen: Trauer führt letztlich dazu, dass wir uns von bestimmten Dingen, Personen oder auch Zielen lösen und uns für Neues öffnen.

Wie ist es jedoch mit Ärger? Haben auch Ärger und Wut einen Sinn? Frau S. gelingt es zunächst nicht, den Sinn dieser Gefühle anhand der eigenen Situation nachzuvollziehen. Allerdings stellt sie fest, dass Ärger und Wut im Allgemeinen eine aktivierende Funktion haben. Wir empfinden Ärger und Wut oft dann, wenn andere uns verletzen oder unsere Grenzen überschreiten. Ärger verleiht uns oftmals die notwendige Energie, um uns selbst effektiv zu verteidigen oder uns durchzusetzen.

Frau S. wird nachdenklich. Nach einiger Zeit sagt sie: »Hm ... Vielleicht überschreitet mein Mann gerade auch meine Grenzen. Ich möchte nicht betrogen werden. Und ich möchte auch nicht in der Angst leben müssen, dass er mich möglicherweise betrügt. Vielleicht bin ich so ärgerlich, weil er meine Grenzen gerade nicht wahrt. Weil er Dinge tut, mit denen ich nicht einverstanden bin und auch nicht einverstanden sein möchte. Vielleicht ist es auch in Ordnung, wenn ich darauf ärgerlich reagiere. Wahrscheinlich muss ich doch mal mit ihm über meine Gefühle sprechen, wenn er gerade keine Episode hat.«

Selbstverständlich kann es für die Patientinnen und Patienten belastend sein, wenn Angehörige ihnen ihre Gefühle offen mitteilen. Deswegen ist darauf zu achten, dass die Patienten sich zum Zeitpunkt eines solchen Gesprächs gerade in einer euthymen Phase befinden und stabil sind. Zudem empfehlen wir, ein solches Gespräch in professioneller Begleitung zu führen. Haben sowohl der Betroffene als auch der Angehörige einen Psychotherapeuten, bietet es sich an, das Gespräch zu viert zu führen. Es ist wichtig für die Angehörigen, dass auch sie ihre Gefühle zum Ausdruck bringen dürfen. Gleichsam kann dies für den Patienten destabilisierend sein – vor allem, weil auch die Patienten oftmals ohnehin schon massive Schuldgefühle haben.

Eine Möglichkeit, derartige Gefühle so zu formulieren, dass es für beide Seiten tragbar ist, besteht darin, explizit zwischen negativen Gefühlen, die sich auf das Verhalten während der Erkrankungsphasen, und denen, die sich auf den Betroffenen als Person richten, zu trennen. Eine solche Sichtweise hilft allen: Während sich manche Angehörige erst dann erlauben können, negative Gefühle zu haben, können Betroffene mit den geäußerten negativen Gefühlen besser und selbstwertschonender umgehen.

MERKE → **Angehörige bipolarer Patienten sollten ermutigt werden, auch ihre negativen Gefühle anzunehmen und auf angemessene Weise auszudrücken.**

↩ Verantwortung

Der Anspruch der Angehörigen, dem Betroffenen so viel Hilfe anzubieten wie nur möglich, damit er die Erkrankung überwinden kann, ist deutlich überhöht und entsprechend nicht zu erfüllen. Hier ist eine gute Psychoedukation hilfreich. Angehörige sollten sich hinsichtlich des Krankheitsbildes des Betroffenen auskennen. Viele Angehörige fühlen sich entlastet, wenn sie wissen, dass wiederholte affektive Episoden nicht darauf zurückzuführen sind, dass sie ihrem Angehörigen etwa zu wenig Hilfe angeboten haben. Je besser Angehörige über die Erkrankung Bescheid wissen, desto besser können sie in der Regel auch damit umgehen.

MERKE → **Auch Angehörige sollten eine gute Psychoedukation bekommen, um zu einem guten Umgang mit der Erkrankung zu finden.**

Angehörige gehen in der Begleitung der Betroffenen oftmals über ihre eigenen Grenzen hinaus. Es ist deswegen wichtig, sie auch dazu anzuleiten, eine gute Selbstfürsorge zu betreiben. Dazu kann es beispielsweise gehören, eigene Hobbys zu pflegen oder auch unabhängig vom Erkrankten

Kontakte zu Menschen zu halten oder aufzubauen, mit denen sie unbeschwert Zeit verbringen und Spaß haben können.

Des Weiteren besteht die Möglichkeit, aufgrund der Situation anfallende Aufgaben auch an andere zu delegieren. Angehörige lehnen dies allerdings in vielen Fällen zunächst ab, weil sie befürchten, egoistisch oder verantwortungslos zu erscheinen, wenn sie sich um sich selbst kümmern. Dabei kann es helfen, gemeinsam eine Pro / Kontra-Liste zu erstellen und die Angehörigen dazu anzuleiten, das Augenmerk nicht nur auf die kurzfristigen Konsequenzen (»Dann habe ich weniger Zeit für meinen Mann«), sondern auch auf die langfristigen (»So kann ich auch selbst Kräfte sammeln«) zu legen.

Viele Angehörige finden Unterstützung in professionell angeleiteten Angehörigengruppen oder auch in Angehörigen-Selbsthilfegruppen. Allein, zu wissen, dass es andere Menschen gibt, die sich in einer ähnlichen Situation befinden, erleben viele schon als entlastend. Zudem tauschen Angehörige in derartigen Gruppen hilfreiche und praktische Tipps aus und können sich gegenseitig im Umgang mit dieser schweren Situation unterstützen.

MERKE → **Partner oder Eltern sollten offensiv ermutigt werden, an Gruppenangeboten für Angehörige teilzunehmen.**

Soziale Folgen einer bipolaren Störung

Bei der Behandlung bipolarer Patienten steht für die Helfer in aller Regel der Umgang mit der affektiven Symptomatik oder aber die Rückfallprophylaxe im Vordergrund. Sicherlich ist dies auch für die Betroffenen zentral und wichtig. Allerdings möchten wir auf einen weiteren Aspekt hinweisen, der unserer Meinung nach im Umgang mit bipolaren Patienten eine besonders wichtige Rolle spielt: die sozialen Folgen der Erkrankung.
Bei der überwiegenden Mehrheit psychischer Erkrankungen handelt es sich um von der Umwelt weitgehend unbemerkte Störungen. Man könnte sie auch als »heimliche Erkrankungen« bezeichnen. Kaum jemand weiß von der psychischen Störung des Kollegen, der Nachbarin oder dem Bekannten, mit dem man ab und zu einen Kaffee trinken geht. Dabei ist ein Drittel der Bevölkerung von mindestens einer psychischen Störung betroffen. Die Lebenszeitprävalenz psychischer Störungen insgesamt beträgt sogar mehr als 42 Prozent. Dennoch spricht kaum jemand über seine psychische Erkrankung.

Psychische Störungen sind eines der meist stigmatisierten Merkmale in unserer Gesellschaft. Selbstverständlich bekommt das nächste Umfeld mit hoher Wahrscheinlichkeit etwas von einer Phobie, einer Zwangserkrankung oder auch einer Persönlichkeitsstörung mit. Aber dem etwas entfernteren sozialen Umfeld der Betroffenen bleiben diese psychischen Erkrankungen oftmals gänzlich verborgen und auffällige Verhaltensweisen werden anders gedeutet.

Anders ist das bei der bipolaren Störung. Insbesondere in Fällen, in denen es auch zu manischen Episoden kommt, lässt sich eine bipolare Störung oftmals nicht verheimlichen. Auch nicht vor denjenigen Kollegen, zu denen der Betroffene kaum eine persönliche Beziehung hat, den Nachbarn, die der Betroffene eigentlich gar nicht leiden kann, oder dem Chef, der oftmals der Letzte ist, von dem man möchte, dass er weiß, dass man an einer psychischen Erkrankung leidet.

Der Wissensstand der Allgemeinbevölkerung

Der Wissensstand der Allgemeinbevölkerung hinsichtlich bipolarer Störungen kann als sehr gering bezeichnet werden. In einer ihrer Studien gingen Matthias C. Angermeyer und Herbert Matschinger (2005) der Frage nach, inwieweit die deutsche Allgemeinbevölkerung den Begriff der bipolaren Störung mit einer psychischen Erkrankung assoziiert. Dabei boten sie den befragten Studienteilnehmern vier mögliche Begriffserklärungen an, unter denen sie eine auswählen sollten. Über 60 Prozent der Befragten nahmen an, dass es sich bei einer bipolaren Störung um die Eisschmelze am Nord- und Südpol handelt. Im Gegensatz dazu verbanden weniger als 5 Prozent der Befragten den Begriff mit einer psychischen Erkrankung.

Man könnte nun zu Recht einwenden, dass es weniger relevant ist, ob Menschen mit dem diagnostischen Label der Erkrankung etwas anfangen können, sondern dass es viel wichtiger ist, ob sie es korrekt einordnen können, wenn ein Betroffener ein für die bipolare Störung typisches Verhalten zeigt. Auch hierzu existieren Ergebnisse: In einer eigenen Studie legten wir jungen Erwachsenen eine Fallvignette vor, in der ein junger Mann mit einer bipolaren Störung beschrieben wurde, ohne dabei zu benennen, worin die Ursachen seines Verhaltens liegen. Anschließend befragten wir die Teilnehmenden, wie sie das Problem der in der Vignette beschriebenen Person bezeichnen würden, ohne hierfür Antwortmöglichkeiten vorzugeben.

Die Mehrzahl der Teilnehmenden gab an, die beschriebene Person habe ein Drogenproblem (55 Prozent). Etwa 16 Prozent der Befragten vermuteten eine andere psychische Erkrankung als die bipolare Störung. Lediglich etwa 2,5 Prozent nahmen an, die Person leide unter einer bipolaren Störung (WOLKENSTEIN 2009).

Typische Reaktionen des Umfeldes

Wie reagieren Menschen auf eine bipolare Person, ohne dass sie eine Erklärung für deren wechselhafte Stimmung und ihr durchaus auffälliges Verhalten haben? Auch darüber gibt unsere Studie Aufschluss: Die überwiegende Mehrheit der Befragten gab an, dass die Person, die wir im Fallbeispiel des vorherigen Kapitels beschrieben, im Allgemeinen vermutlich unbeherrscht, unberechenbar und unheimlich sei. Viele jedoch hielten sie auch für hilflos. Entsprechend gaben viele Befragte an, Mitgefühl mit der beschriebenen Person zu empfinden und das Bedürfnis zu haben, ihr zu helfen.

Allerdings löste das in der Fallvignette beschriebene Verhalten auch vielfach Verunsicherung und Unbehagen aus und führte dazu, dass die Befragten das Bedürfnis hatten, sich von der beschriebenen Person zurückzuziehen. Vor diesem Hintergrund ist es nicht verwunderlich, dass weit mehr als die Hälfte der in unserer Studie Befragten angab, dass sie nicht dazu bereit wären, einen Menschen wie diesen als Untermieter zu akzeptieren oder für eine Arbeitsstelle zu empfehlen. Über 60 Prozent der Befragten wären mit einer Einheirat einer solchen Person in die eigene Familie nicht einverstanden und fast 90 Prozent gaben an, dass sie einer solchen Person nicht die eigenen Kinder zum Babysitten anvertrauen würden.

Die Stigmatisierung psychischer Erkrankungen macht an der Schwelle zu Hilfseinrichtungen leider nicht halt: Auch professionelle Helfer haben häufig negative Einstellungen gegenüber den Betroffenen (LAUBER u. a. 2006).

Diese Studienergebnisse entsprechen im Wesentlichen dem, was uns auch Patienten häufig berichten. Oftmals erleben Betroffene, dass sich andere Menschen während oder auch nach einer akuten Krankheitsepisode von ihnen abwenden. Dabei wird vielfach nicht mit ihnen darüber gesprochen, was der Auslöser für diese Abwendung ist.

BEISPIEL → Herr K., der aufgrund einer akut manischen Symptomatik in die psychiatrische Klinik eingewiesen worden war und sich aktuell lediglich noch zur weiteren Stabilisierung in stationärer Behandlung befand, wirkte im Gespräch mit seiner Bezugspflegerin ungewöhnlich bedrückt. Als diese ihn gezielt danach fragte, weswegen er traurig sei, erwiderte der junge Patient:

»Ich weiß auch nicht ... Ich glaube, ich habe in meiner manischen Phase echt viel kaputt gemacht. Ich habe Ihnen ja vorletzte Woche erzählt, dass ich mich gerne mit zwei meiner Studienkollegen treffen wollte. Einer davon geht nie an sein Handy, wenn ich versuche, ihn zu erreichen. Das ist total untypisch für ihn. Auch auf SMS- und Facebook-Nachrichten reagiert er nicht. Und der andere hat komischerweise nie Zeit. Ich habe ihm schon ganz viele mögliche Termine genannt, zu denen ich mich mit ihm treffen könnte, aber er scheint immer etwas anderes vorzuhaben. So langsam kann ich das gar nicht mehr glauben. Ich vermute, die wollen einfach nichts mehr mit mir zu tun haben, weil ich in der Manie so krass drauf war. Ja, ich habe Mist gebaut ... aber dass die mich gleich so fallen lassen. Dabei dachte ich, wir wären Kumpel ... Da kann ich mir schon denken, wie das beim Rest meiner Kommilitonen sein wird, wenn ich wieder an die Uni komme. Vermutlich redet kein Mensch mehr mit mir. Da kann ich auch gleich in eine andere Stadt ziehen.«

Zahlreiche Studien zeigen, dass die gesellschaftlich vorherrschende negative Einstellung gegenüber psychisch Erkrankten im Allgemeinen natürlich auch den Betroffenen selbst nicht verborgen bleibt und vielfältige negative Auswirkungen auf deren Leben hat. Hierzulande ergab beispielsweise eine Untersuchung von Katarina Stengler-Wenzke und Kollegen (2000), die sich auf ehemals hospitalisierte depressive Patienten konzentrierte, dass 45 Prozent der Befragten wegen ihres Psychiatrieaufenthaltes bereits mindestens einmal Diskriminierungserfahrungen durch ihre Umwelt gemacht haben. Ein Drittel der Befragten berichtete, dass sie aufgrund ihrer Erkrankung schon durch andere verletzt oder beleidigt wurden. Über ein Viertel meinte außerdem, dass einige ihrer Freunde sie seit ihrem Klinikaufenthalt anders behandelten. Etwa 15 Prozent gaben an, von anderen gemieden worden zu sein, nachdem diese von ihrer Hospitalisierung erfahren hatten.

Interessanterweise zeigen Studien aber auch, dass das Ausmaß erwarteter Stigmatisierung höher ist als die jeweils konkret erfahrene Stigmatisierung. Möglicherweise ist dies darauf zurückzuführen, dass sich viele Patienten gar nicht erst in Situationen begeben, in welchen die Gefahr besteht, diskriminiert zu werden – dass sie ihre Erkrankung also geheim halten. An dieser Stelle möchten wir noch einmal betonen, dass dies bei bipolaren Patienten nicht so einfach ist wie bei manch anderer psychischer Störung.

MERKE → **Psychische Erkrankungen sind in unserer Gesellschaft stark stigmatisiert. Entsprechend erleben viele Betroffene, dass sich andere aufgrund ihrer Erkrankung von ihnen abwenden.**

Reaktionen der Betroffenen auf die Stigmatisierung

Aus Angst vor Diskriminierung ziehen sich die Betroffenen oft bewusst aus jenen sozialen Interaktionen zurück, in denen die Gefahr besteht, dass sie aufgrund ihrer Störung abgelehnt werden könnten. Stattdessen bewegen sie sich im Kreis derer, die von ihrer Krankheit wissen und von denen die Betroffenen annehmen, dass diese sie trotzdem akzeptieren. So konnte beispielsweise gezeigt werden, dass bipolare Patienten, die in einer Akutphase ihrer Erkrankung ein größeres Ausmaß an wahrgenommener Stigmatisierung zeigten, sieben Monate später eine schlechtere soziale Anpassung hinsichtlich Personen außerhalb ihrer Familie zeigten als Patienten, die sich vergleichbar weniger Sorgen machten (Perlick u. a. 2001).

Die soziale Beeinträchtigung, mit der viele psychische Erkrankungen einhergehen, ist also möglicherweise nicht ausschließlich als psychopathologisches Phänomen zu verstehen, sondern möglicherweise zumindest teilweise als eine normalpsychologische Reaktion auf die antizipierte bzw. tatsächlich erfahrene Stigmatisierung durch andere.

Selbstverständlich wirken sich Stigmatisierungserfahrungen auch auf das emotionale Befinden der Betroffenen aus. Während einige Patienten verletzt und ärgerlich darauf reagieren, zeigen sich andere eher traurig und entmutigt. Das Selbstwertgefühl bipolarer Patienten, die subjektiv ein hohes Ausmaß an Stigmatisierung wahrnehmen, ist oft gering. Viele Betroffene haben bereits vor Beginn der eigenen Krankengeschichte die gesellschaftlich weitverbreitete negative Einstellung gegenüber psychisch erkrankten Menschen übernommen. Diese Internalisierung des Stigmas wirkt sich dann stark demoralisierend auf die Betroffenen selbst aus.

Es erstaunt daher kaum, dass nicht nur die Lebensqualität, sondern auch die Symptomatik psychisch erkrankter Menschen durch ein hohes Ausmaß an (wahrgenommener) Stigmatisierung und Selbststigmatisierung negativ beeinflusst wird.

Die wohl alarmierendste Folge der Stigmatisierung liegt unserer Ansicht nach jedoch darin, dass sie sich auf das Hilfesuchverhalten der Betroffenen sowie deren Compliance mit der indizierten Behandlung auswirken kann. Dies wurde etwa in einer israelischen Studie eindrücklich gezeigt (Ben-Noun 1996): Anhand der Analyse von Krankenakten einer allgemeinärztlichen Ambulanz wurde versucht, jene Patienten zu charakterisieren, die eine Überweisung zu einem Psychiater nicht befolgt hatten. Der häufigste angegebene Grund für die Nichtbefolgung des ärztlichen Rates war die Befürchtung negativer Konsequenzen im Sinne einer Stigmatisierung.

Aufgrund dieser Tatsachen halten wir es für unerlässlich, mit bipolaren Patienten offen über das Thema der Stigmatisierung zu sprechen. Dies gilt insbesondere für die Zeit direkt nach der Diagnosevermittlung.

BEISPIEL → Frau T. ist zum dritten Mal in der psychologischen Beratungsstelle. Die dort arbeitende Psychologin teilt ihr mit, sie habe den Verdacht, dass Frau T. unter einer bipolaren Störung leide, und bittet sie, einen darauf spezialisierten Psychotherapeuten zu kontaktieren, um einen Termin mit diesem zu vereinbaren. Frau T. sinkt in sich zusammen und sagt nichts mehr.

Psychologin: »Frau T., darf ich fragen, was Ihnen gerade durch den Kopf geht?«

Frau T.: »Hm, nichts Konkretes. Ich bin nur irgendwie ... überrascht.«

Psychologin: »Ich kann gut verstehen, dass Sie überrascht sind. Viele, die mit einer solchen Diagnose konfrontiert werden, erschrecken erst einmal.«

Frau T.: »Ja. Vielleicht bin ich auch erschrocken. Das klingt schon irgendwie schlimm, wenn Sie das so sagen.«

Psychologin: »Darf ich fragen, was genau für Sie schlimm klingt?«

Frau T.: »Na ja, einfach dieses Wort.«

Psychologin: »Manche, die eine solche Diagnose gesagt bekommen, haben Angst, sie seien nun geisteskrank.«

Frau T.: »Na ja, das heißt es ja irgendwie auch, oder? Ich bin ... unberechenbar.«

Psychologin: »Lassen Sie uns das doch genauer überprüfen. Woran kann man denn festmachen, ob jemand unberechenbar ist?«

Frau T.: »Unberechenbar zu sein bedeutet, gefährlich zu sein. Nicht mehr zu wissen, was man tut.«

Psychologin: »Und würden Sie sagen, dass das auch auf Sie zutrifft? Sind Sie gefährlich?«

Frau T.: »Nein. Natürlich nicht. Das war ich nicht einmal, als ich diese Hochphase hatte.«

Psychologin: »Und sind Sie es jetzt?«

Frau T.: »Nein. Auch nicht.«

Gemeinsam wurden auch die weiteren stereotypen Annahmen von

Frau T. durchgegangen und besprochen. Letztlich konnte Frau T. für sich festhalten, dass sie zwar teilweise ungewöhnliches Verhalten an den Tag legt, deswegen aber weder unberechenbar noch unzurechnungsfähig noch hilflos sei.

Das Thema der Stigmatisierung ist jedoch nicht nur zu Beginn des Behandlungsverlaufs wichtig, sondern auch wenn eine Behandlung schon fortgeschritten ist. Viele Patientinnen und Patienten schämen sich auch dann noch für ihre Erkrankung, wenn sie schon lange davon wissen. Oftmals schämen sie sich dafür, wie sie sich im Rahmen akuter Krankheitsphasen verhalten haben.

BEISPIEL → Herr W. befindet sich aufgrund seiner bipolaren Störung seit einem Jahr in psychotherapeutischer Behandlung. Er hat vergleichsweise schnell nach Auftreten der ersten affektiven Episoden Hilfe aufgesucht und ist bereits seit elf Monaten euthym. Vor etwa einem Dreivierteljahr lernte er seine aktuelle Partnerin kennen. Die beiden planen nun, in eine gemeinsame Wohnung zu ziehen. Auch Themen wie Heirat und gemeinsame Kinder werden bereits besprochen.

Therapeut: »Herr W., es freut mich sehr für Sie, dass Sie in Ihrer Beziehung so glücklich sind und eine gemeinsame Zukunft planen.«

Herr W.: »Danke. Ich freue mich auch sehr. Ich fühle mich wirklich wohl und kann mir gut vorstellen, dass wir zusammenbleiben werden.«

Therapeut: »Haben Sie denn mit Ihrer Partnerin auch schon einmal über Ihre Erkrankung gesprochen?«

Herr W.: »Nein. Ich wollte sie nicht damit belasten. Mir geht es ja nun schon eine ganze Weile gut, und ich denke, dass das meine Freundin nur unnötigerweise verunsichern würde.«

Therapeut: »Ist diese Erkrankung nicht auch etwas, was irgendwie zu Ihnen gehört und was Sie mit Ihrer Partnerin besprechen möchten?«

Herr W.: »Nein. Ehrlich gesagt nicht. Es gibt genug andere Dinge, über die wir sprechen können. Und eine Erkrankung ist ja nun auch nicht gerade das schönste Thema.«

Therapeut: »Darf ich fragen, ob es Ihnen unangenehm ist, darüber zu sprechen?«
Herr W.: »Ist es nicht. Ich finde es nur nicht wichtig.«
Therapeut: »Wissen Sie, ich habe schon oft erlebt, dass sich Patienten für ihre Erkrankung schämen. Obwohl sie selbst wissen, dass sie nichts dafür können, dass gerade sie unter dieser Krankheit leiden, haben sie Angst, andere Menschen könnten das anders sehen und sich von ihnen abwenden.«
Herr W.: »Na ja. So ist es ja wohl auch, oder?«
Therapeut: »Es ist richtig, dass manche Menschen mit dem Begriff ›bipolare Störung‹ nichts anfangen können und zunächst einmal verunsichert sind, wenn sie davon hören. Meist hilft es dann, wenn man diesen Leuten erklärt, was genau sich hinter dem Begriff verbirgt.«
Herr W.: »Aber was ist, wenn meine Freundin sich dann von mir trennt?«
Therapeut: »Ich kann gut verstehen, dass Sie davor Angst haben. Was würde es denn für Ihre Beziehung bedeuten, wenn sich Ihre Freundin von Ihnen trennen würde, weil Sie ihr von Ihrer Erkrankung erzählen?«
Herr W.: »Vermutlich würde das zeigen, dass sie mich nicht wirklich liebt. Und dass unsere Beziehung nicht so stabil ist, wie ich dachte.«
Therapeut: »Glauben Sie denn, dass Ihre Freundin Sie nicht wirklich liebt?«
Herr W.: »Nein. Sie sagt, dass sie mich liebt, und das glaube ich ihr auch.«
Therapeut: »Und was würde es denn über Ihre Partnerin sagen, wenn sie sich von Ihnen trennen würde, sobald sie von Ihrer Erkrankung erfährt?«
Herr W.: »Das würde mir zeigen, dass sie nicht wirklich bereit dazu ist, auch schwierige Zeiten mit mir durchzustehen. Und dass sie sehr viel oberflächlicher ist, als ich bislang angenommen habe. Und, ehrlich gesagt, würde ich eine solche Frau dann auch nicht heiraten wollen.«

Therapeut: »Meinen Sie, es wäre gut, all das jetzt schon herauszufinden? Oder denken Sie, es ist besser, das erst zu erfahren, wenn Sie beide schon zusammengezogen sind?«

Herr W.: »Ich möchte das schon gerne gleich wissen ... jetzt, wo Sie das so sagen. Ich glaube, ich sollte mit ihr über meine Krankheit sprechen.«

Herr W. sprach daraufhin mit seiner Partnerin über seine Erkrankung. Diese wollte viel über die Krankheit erfahren und begleitete Herrn W. in eine seiner nächsten Therapiesitzungen, um auch dort noch einmal gemeinsam über das Krankheitsbild der bipolaren Störung zu sprechen. Zu keinem Zeitpunkt zog sie eine Trennung in Erwägung, und Herr W. war sehr erleichtert, dass er das Thema mit ihr besprochen hatte. In einer der folgenden Sitzungen sagte er zu seinem Therapeuten:

»Ich bin wirklich froh, dass ich das Thema nun angegangen bin. Ich muss zugeben, mich hat das immer ziemlich belastet, dass meine Partnerin nichts davon erfahren durfte. Meine Medikamente habe ich immer heimlich genommen. Auch meine Stimmungstagebücher habe ich stets vor ihr versteckt. Irgendwie habe ich immer befürchtet, sie könne mich einfach verlassen, wenn sie von der Erkrankung erfährt. Für viele ist eine psychische Erkrankung ja doch etwas Verwerfliches. Manche denken, psychisch Kranke seien einfach labil und müssten sich einfach mal zusammenreißen. Früher habe ich auch ein wenig so gedacht. Ich bin so erleichtert, dass meine Freundin nicht so denkt.«

In unserer klinischen Tätigkeit haben wir oft die Erfahrung gemacht, dass das Thema der Stigmatisierung keines ist, was Patienten von sich aus ansprechen, obwohl sie oft massiv darunter leiden. Wir nehmen an, dass es ihnen gerade vor professionellen Helfern schwerfällt, über das Thema zu sprechen. Schließlich bewegen sich diese oft schon seit Jahren in der vermeintlichen »Subkultur« der psychisch Erkrankten und manch Betroffener nimmt deswegen an, dass Helfer kein Verständnis für die Scham aufbringen können. Umso wichtiger ist es, dass Helfer das Thema von sich aus aufgreifen und prüfen, ob es den Patienten belastet.

Wie erklärt man das Verhalten, das man in einer manischen Phase gezeigt hat, im Nachhinein, wenn man nicht sagen möchte, dass man zur fraglichen Zeit »manisch« war? Für einen positiven Krankheitsverlauf ist es wichtig, dass den Patienten der Übergang vom »geheimen Leiden« an der bipolaren Störung zu einem offenen und aktiven Umgang gelingt. »Offen« heißt in dem Fall nicht, dass Patienten am besten jedem von ihrer Erkrankung berichten oder gar von der Umwelt dazu gezwungen werden, aber wir haben sehr häufig erlebt, dass Patienten gut daran tun, den ihnen nahestehenden Personen von der Erkrankung zu berichten.

Arbeitgeber

Es besteht keine rechtliche Pflicht, die Erkrankung dem Arbeitgeber mitzuteilen oder bei Bewerbungsgesprächen offenzulegen.
Es ist nicht ratsam, die Befürchtungen der Betroffenen, andere könnten sie aufgrund der Erkrankung ablehnen, zu bagatellisieren. Gemeinsam mit dem Patienten lässt sich erarbeiten, was es bedeutet, wenn ein naher Angehöriger derart vorurteilsbehaftet ist, dass er sich nach Offenlegung der Erkrankung von ihm abwendet.
Darüber hinaus ist es ratsam, dem Patienten anzubieten, dass er auch seine Angehörigen mit zu einem Gespräch bringen kann. Vorurteile lassen sich in vielen Fällen durch gute Familiengespräche abbauen.

Selbsthilfegruppen

Viele Patienten (und deren Angehörige) profitieren auch davon, sich einer Selbsthilfe- bzw. einer Angehörigengruppe anzuschließen. Das Vorbild anderer kann sie darin unterstützen, den Mut zu finden, offen über die eigenen Gefühle und Probleme zu sprechen. Entlastung erfahren sowohl Patienten als auch deren Angehörige darüber, dass sie sich in derartigen Gruppen über konkrete Hilfen zur Bewältigung der Erkrankung austauschen können.

MERKE → **Es ist ratsam, Patienten darin zu unterstützen, in ihrem nahen sozialen Umfeld offen mit ihrer Erkrankung umzugehen. Dabei ist eine gute Vorbereitung solcher Gespräche von großer Bedeutung. Befürchtungen der Patienten sollten sehr ernst genommen werden.**

Die Situation der Kinder Betroffener

Kinder bipolarer Patienten sind als Angehörige in ganz besonderer Weise mitbetroffen. Während etwa Partner die Möglichkeit haben, sich auch gezielt um das eigene Wohlergehen zu kümmern, eine Angehörigengruppe aufzusuchen, die eigenen Grenzen aufzuzeigen oder eventuell sogar die Partnerschaft zu beenden, sind Kinder von den Betroffenen abhängig. Je jünger sie sind, desto mehr ist dies der Fall. Und obwohl die Kinder von bipolaren Patienten vielfältig psychosozial belastet sind, gerät deren Situation selten in den Aufmerksamkeitsfokus professioneller Helferinnen und Helfer.

In erster Linie leiden die Kinder unter dem in Krankheitsphasen oft massiv veränderten Verhalten ihrer Eltern. Während sich die Betroffenen in euthymem Zustand in aller Regel liebevoll und aufmerksam um ihre Kinder kümmern, gelingt ihnen dies in Krankheitsphasen oftmals nicht mehr: In schwer depressiven Episoden ziehen sie sich stark zurück und schaffen es kaum mehr, der alltäglichen Versorgung ihrer Kinder nachzukommen. In manischen Phasen dagegen werden sie durch (vermeintlich) angenehmere Dinge und Tätigkeiten von der Ausübung ihrer gewöhnlichen Pflichten abgehalten.

Die Aufmerksamkeit für die Belange des Kindes kann also in beiden Krankheitsphasen deutlich reduziert sein. Dieser oft unerwartete Entzug von Zuwendung und Liebe verunsichert die Kinder und kann zu Gefühlen wie Angst und Traurigkeit führen.

Insbesondere junge Kinder suchen die Gründe für das Verhalten ihrer Mutter bzw. ihres Vaters oftmals bei sich selbst. Nicht selten hört man Sätze wie: »Meine Mutter ist so zu mir, weil ich nicht immer lieb zu ihr war.«

Je älter die Kinder sind und je mehr sie von den konkreten Auswirkungen der Erkrankung mitbekommen, desto mehr Ängste entwickeln sie auch bezüglich der Zukunft ihrer Eltern, der eigenen Zukunft oder auch der Möglichkeit, selbst an einer bipolaren Störung zu erkranken. Hinzu kom-

men häufig existenzielle Ängste wegen hoher Geldausgaben des Betroffenen oder auch die Angst, die Eltern könnten sich aufgrund der Erkrankung und deren Folgen trennen.
Oft erleben wir, dass Kinder sich für das Verhalten ihres Vaters bzw. ihrer Mutter schämen und sehr bemüht sind, die Erkrankung und ihre Folgen möglichst geheim zu halten. Nicht selten herrscht in den Familien die Regel, dass die Erkrankung nicht nach außen getragen werden darf, was den Geheimhaltungsdruck für die Kinder noch zusätzlich erhöht und oftmals einen sozialen Rückzug der Kinder nach sich zieht.
Die Kinder der Betroffenen fühlen sich entsprechend einsam und haben oft niemanden, mit dem sie ihre Sorgen und Ängste teilen können. Ausgrenzungs- und Stigmatisierungserfahrungen verschärfen diese Situation noch zusätzlich.
Oftmals findet sich bei Kindern bipolarer Patienten auch das Phänomen der Parentifizierung: Sie übernehmen die Verantwortung für nicht altersgerechte Aufgaben, für jüngere Geschwisterkinder oder auch für das erkrankte Elternteil.
Infolge der durch die Erkrankung eines Elternteils bedingten zahlreichen Belastungen zeigen sich bei den betroffenen Kindern nicht selten psychosomatische oder auch psychische Probleme.
Was können Helfer tun, um die Situation der Kinder bipolarer Patienten zu verbessern? In erster Linie müssen sie erfassen, wie die Situation des betreffenden Kindes konkret ist.

- Ist der Patient bzw. die Patientin alleinerziehend oder in einer Partnerschaft?
- Gibt es neben dem Patienten andere konstante Bezugspersonen im Leben des Kindes?
- Wie wird innerhalb der Familie mit der Erkrankung umgegangen? Weiß das Kind um die Erkrankung seines Elternteils?
- Wie geht das Kind mit der Erkrankung seines Vaters/seiner Mutter und den daraus resultierenden Folgen um?

- Hat das Kind eine Anlaufstelle, um über die eigenen Sorgen und Nöte zu sprechen?
- Erfährt das Kind aufgrund der Erkrankung seines Elternteils Ausgrenzung durch andere?

Diese und weitere Fragen sollten zunächst mit dem Patienten selbst besprochen werden. Ein solches Gespräch erfordert selbstverständlich ein Höchstmaß an Vertrauen, denn viele Patienten haben Angst, ihr Kind könne ihnen weggenommen werden, wenn sich ihre Erkrankung in irgendeiner Weise negativ auf dieses auswirkt. Es ist daher ganz zentral, den Patienten darüber zu informieren, dass es nicht darum geht, ihnen ihr Kind wegzunehmen, sondern darum, gemeinsam dafür zu sorgen, dass das Kind so viel Unterstützung wie möglich erfährt.

Mit dem Patienten sollte besprochen werden, dass es in jedem Alter des Kindes wichtig ist, dieses über die Erkrankung seines Elternteils zu informieren. Dies muss auf altersgerechte Weise und in einer für das Kind verständlichen Sprache geschehen. Wir empfehlen, ganz konkret mit dem Patienten zu besprechen, wie er seinem Kind die Erkrankung erklären kann.

So wie die Patientinnen und Patienten selbst erst lernen müssen, mit ihrer Erkrankung umzugehen, brauchen auch deren Kinder konkrete Ratschläge für den Umgang mit der Erkrankung ihres Vaters bzw. ihrer Mutter. Es ist dafür zu sorgen, dass die Kinder sich nicht gezwungen sehen, Verantwortung für Dinge zu übernehmen, die nicht altersangemessen sind. Das bedeutet, dass ihnen Möglichkeiten an die Hand gegeben werden müssen, Verantwortung an andere abzugeben. Dies können neben dem anderen Elternteil weitere nahe Angehörige sein. Möglicherweise bedarf es jedoch auch institutioneller Hilfe, um das Kind zu entlasten. Das Kind sollte stets die Möglichkeit haben, tatsächlich *Kind* zu sein – auch dann, wenn es bereits 17 oder 18 Jahre alt ist. Es sollte zudem geklärt werden, wer dem Kind in einer akuten Krankheitsphase des erkrankten Elternteils als stabile Bezugsperson zur Verfügung steht.

MERKE → **Sofern Patienten Kinder haben, sollten professionelle Helfer auch diese stets im Blick behalten. In vielen Fällen empfiehlt sich neben dem Einbezug weiterer Familienmitglieder eine enge Zusammenarbeit mit Einrichtungen der Jugendhilfe.**

Das Thema der Stigmatisierung ist unserer Ansicht nach auch in der Arbeit mit den Kindern bipolarer Patienten zentral. Auch sie brauchen konkrete Hilfestellungen im Umgang mit der Ausgrenzung durch andere. Hier kann unter anderem der Austausch mit anderen Kindern psychisch erkrankter Menschen helfen.

Schwangerschaft und Bipolarität

Etwa die Hälfte aller bipolaren Personen sind weiblich und die meisten von ihnen beim ersten Auftreten der Erkrankung im gebärfähigen Alter. Entsprechend häufig sind professionelle Helfer mit Fragen rund um das Thema »Schwangerschaft und Bipolarität« konfrontiert.

Zunächst stellt sich für viele Betroffene die Frage, ob sie sich trotz der biologischen Vorbelastungen für ein Kind entscheiden können.

Wie bereits erwähnt, besteht bei Kindern bipolar Erkrankter tatsächlich ein erhöhtes Risiko, ebenfalls eine bipolare Störung zu entwickeln. Allerdings handelt es sich bei der bipolaren Störung keineswegs um eine klassische Erbkrankheit, denn die Vererbungsrate liegt deutlich unter 100 Prozent. Es wird lediglich eine Vulnerabilität vererbt, die nur in Kombination mit Stress und nicht ausreichenden Bewältigungsfähigkeiten zum Ausbruch einer bipolaren Störung führt.

Ob bipolare Patienten dieses Risiko in Kauf nehmen oder nicht, ist eine ganz individuelle Entscheidung. Professionelle Helfer können den Betroffenen diese Entscheidung nicht abnehmen. Sie können sie lediglich angemessen über die aktuelle Befundlage informieren und ihnen dabei helfen, zu überlegen, was in ihrem ganz konkreten Fall für oder gegen eine Familiengründung spricht bzw. wie der Lebensalltag und der weitere

Lebensverlauf strukturiert sein müssten, um die Familiengründung zu ermöglichen.

So kann beispielsweise der Lebensrhythmus durch die Geburt eines Kindes aus den Fugen geraten – wer steht dann im privaten Umfeld zur Verfügung, um Krisen abzufangen? Das nächtliche Aufstehen sowie der mit einem Kind häufig verbundene Schlafmangel kann für Patienten, die hinsichtlich Unregelmäßigkeiten im Schlaf-wach-Rhythmus besonders empfindlich sind, eine große Belastung darstellen. Allerdings haben manche Patienten auch die Möglichkeiten, die nächtliche Verantwortung für das Kind an ihren Partner abzugeben, sodass dies kein Problem für sie darstellt.

Das Ausmaß an sozialer Unterstützung ist also ein wichtiger Faktor. Es ist wichtig, alle Vor- und Nachteile einer möglichen Familiengründung genau zu besprechen und auch hinsichtlich der individuellen Wichtigkeit für den Patienten und dessen Gesundheit zu beurteilen. Entscheiden sich die Betroffenen für ein Kind, können Hilfepläne für Notlagen erstellt werden.

MERKE → **Die Entscheidung für oder gegen eine Schwangerschaft ist eine sehr individuelle, bei der Helfer Patientinnen nur dadurch unterstützen können, dass sie über mögliche Risiken ausreichend informieren und gemeinsam mit den Patientinnen Vor- und Nachteile der Familiengründung besprechen.**

Entscheidet sich eine Patientin dafür, ein Kind zu bekommen, so ist es ratsam, dass die Schwangerschaft gut geplant wird. Der Gynäkologe sollte über die bipolare Erkrankung der Patientin informiert werden. Gleichermaßen sollte der behandelnde Psychiater oder Psychotherapeut über die geplante Schwangerschaft informiert sein. Im besten Fall arbeiten Psychiater und Gynäkologe in solchen Fällen in gegenseitiger Absprache miteinander.

← **Medikamente**

Bevor die Patientin tatsächlich schwanger wird, sollte mit dem Arzt besprochen werden, auf welche Medikamente insbesondere in den ersten drei Schwangerschaftsmonaten verzichtet werden kann.

Grundsätzlich kann jedes Medikament dem ungeborenen Kind schaden, wobei das Risiko in den ersten drei Schwangerschaftsmonaten am größten ist. Bei den verschiedenen Medikamenten, die bei der bipolaren Störung eingesetzt werden, besteht in unterschiedlichem Maße das Risiko, Organfehlbildungen auszulösen. Gleichwohl ist es insbesondere dann, wenn eine Frau bislang einen schweren Krankheitsverlauf hatte, nicht ratsam, die Medikamente unkontrolliert abzusetzen, denn werdende Mütter, die schwer depressiv oder schwer manisch sind, gefährden die Gesundheit ihres ungeborenen Kindes oftmals durch ihr Verhalten. Es gilt also, das Risiko einer Symptomverschlechterung der Mutter gegen das Risiko eines durch Medikamente bedingten Schadens des Kindes abzuwägen.

Wenn es der bisherige Verlauf der Erkrankung erlaubt, ist es ratsam, die Medikamente zur Behandlung der bipolaren Störung in den ersten, kritischen Schwangerschaftsmonaten nicht einzunehmen. Ist es jedoch notwendig, dass eine werdende Mutter über die Schwangerschaft hinweg Medikamente einnimmt, so ist eine regelmäßige Ultraschalluntersuchung des Kindes angeraten – besonders in dieser ersten Zeit. Daher empfiehlt es sich bei bestehendem Schwangerschaftswunsch, regelmäßig Schwangerschaftstests durchzuführen – nur so ist sichergestellt, dass man genau weiß, ab wann regelmäßige Ultraschalluntersuchungen angeraten sind. → Medikamente, Seiten 46, 69, 98

MERKE → Bei bestehender Schwangerschaft ist das Risiko einer Symptomverschlechterung der bipolar erkrankten Mutter gegen das Risiko eines durch Medikamente bedingten Schadens des Kindes sorgfältig abzuwägen.

Man weiß, dass es in Schwangerschaften bei bestehender bipolarer Störung nur sehr selten zu manischen Episoden kommt. Frauen, die jedoch während der Schwangerschaft keine Medikamente einnehmen, haben ein Risiko von bis zu 30 Prozent, in dieser Zeit eine Depression zu entwickeln. Dieses Risiko ist dann besonders hoch, wenn stimmungsstabilisierende Medikamente abrupt abgesetzt werden. Auch deswegen ist die genaue

Planung einer Schwangerschaft, die ein Ergreifen entsprechender vorbereitender Maßnahmen erlaubt (wie etwa das langsame Ausschleichen der Medikation unter ärztlicher Überwachung), ratsam. Sind die ersten drei Schwangerschaftsmonate zum Zeitpunkt des Auftretens einer Depression schon vergangen, ist es nach heutigem Kenntnisstand relativ sicher, moderne antidepressive Medikamente einnehmen zu können.

Grundsätzlich ist bei bestehender Schwangerschaft darauf zu achten, dass die Patientin ausreichend schläft, Stress, so gut es geht, vermeidet und insgesamt auf eine gesunde Lebensführung achtet.

Nach der Geburt eines Kindes haben bipolare Frauen zudem ein deutlich erhöhtes Risiko, eine Wochenbettdepression oder auch -psychose zu entwickeln, wenn sie die Medikamente nicht innerhalb von 48 Stunden wieder einnehmen. Ein rechtzeitiges Wiederaufgreifen der stimmungsstabilisierenden Medikation ist daher dringend angeraten (KRÜGER 2003).

Aus therapeutischer Sicht ist es nun – nach der Geburt eines Kindes – besonders wichtig, die Patientin engmaschig zu begleiten. Wie wir bereits dargestellt haben, ist die Geburt eines Kindes immer auch ein herausforderndes und stressreiches Lebensereignis, das einer jungen Familie viel abverlangt. Bipolare Patientinnen sollten besonders viel Unterstützung im Umgang mit diesem einschneidenden Lebensereignis und dessen Folgen für das eigene Leben und den Tagesablauf finden.

Schlussbemerkung

Wir hoffen, dass es uns mit diesem Buch gelungen ist, den Leserinnen und Lesern einen Eindruck davon zu vermitteln, wie vielseitig, interessant und bunt die Arbeit mit bipolaren Patienten sein kann. Diese Patienten bringen Farbe in den therapeutischen Alltag und bringen auch professionellen und erfahrenen Helfern den äußeren Rändern der menschlichen Gefühlswelt nicht selten ein wenig näher. Die Arbeit mit bipolaren Patientinnen und Patienten erfordert ein manches Mal mehr Geduld als die Arbeit mit anderen Patientengruppen, aber die Kreativität und Einsatzbereitschaft, mit der viele Betroffene sich in therapeutische Prozesse einbringen, ist nicht nur bewundernswert, sondern oft auch »ansteckend«.

Entgegen dem, was früher, basierend auf rein biologisch determinierten Erklärungsansätzen, angenommen wurde, können wir nach den vielen Jahren, in denen wir uns nun mit bipolaren Patientinnen und Patienten beschäftigt haben, festhalten, dass viele Betroffene sehr von psychosozialen Hilfeangeboten profitieren, diese interessiert und motiviert annehmen und letztlich zu einem guten Umgang mit ihrer Erkrankung finden. Dies beeindruckt oftmals nicht nur das therapeutische Selbst.

Ausgewählte Literatur

ALTHAUS, D.; HEGERL, U. (2004): Ursachen, Diagnose und Therapie von Suizidalität. In: *Der Nervenarzt*, 75, S. 1123 – 1135.

American Psychiatric Association (2013): Diagnostic and Statistical. Manual of Mental Disorders, Fifth Edition (DSM-5). Arlington, VA.

ANGERMEYER, M. C.; MATSCHINGER, H. (2005): »Was ist eine bipolare Störung?« Ergebnisse einer Repräsentativumfrage bei der deutschen Allgemeinbevölkerung. In: *Psychiatrische Praxis*, 32, S. 289 – 291.

BEAUTRAIS, A. L.; JOYCE, P. R.; MULDER, R. T.; FERGUSSON, D. M.; DEAVOLL, B. J.; NIGHTINGALE, S. K. (1996): Prevalence and comorbidity of mental disorders in persons making serious suicide attempts: A case-control study. In: *American Journal of Psychiatry*, 153, S. 1009 – 1014.

BEN-NOUN, L. (1996): Characterization of patients refusing professional psychiatric treatment in a primary care clinic. In: *Israel Journal of Psychiatry and Related Sciences*, 33, S. 167 – 174.

BOCK, T. (2005): Achterbahn der Gefühle. Mit Manie und Depression leben lernen. Bonn.

Bräunig, P. (2009): Leben mit bipolaren Störungen: Manisch-depressiv: Wissen, das Ihnen gut tut. Stuttgart.

BRUCHMÜLLER, K.; MEYER, T. D. (2009): Diagnostically irrelevant information can affect the likelihood of a diagnosis of bipolar disorder. In: *Journal of Affective Disorders*, 116, S. 148 – 151.

CARLYLE, T. (1899): Socialpolitische Schriften. Einst und Jetzt. Göttingen.

CHANG, K. D.; STEINER, H.; KETTER, T. A. (2000): Psychiatric phenomenology of child and adolescent bipolar offspring. In: *Journal of the American Academy of Child and Adolescent Psychiatry*, 39, S. 453 – 460.

CICHON, S.; RIETSCHEL, M. (2007): Die Genetik der bipolaren Störung. In: *Medizinische Genetik*, 19, S. 335 – 341.

Cichon, S; Mühleisen, T. W. u. a. (2011): Genome-wide association study identifies genetic variation in neurocan as susceptibility factor for Bipolar Disorder. In: *The American Journal of Human Genetics*, 88, S. 372 – 381.

Craddock, N.; Khodel, V.; van Eerdewegh, P.; Reich, T. (1995): Mathematical limits of multilocus models: The genetic transmission of bipolar disorder. In: *American Journal of Human Genetics*, 57, S. 690 – 702.

DGBS e. V. (Hg.) (2003): Weißbuch Bipolare Störungen in Deutschland. Norderstedt.

Dilling, H.; Mombour, W.; Schmidt, M. H. (Hg.) (2008): Internationale Klassifikation psychischer Störungen. ICD-10 Kapitel V (F). Klinisch-diagnostische Leitlinien. Bern.

Goldberg, J. F.; Harrow, M.; Grossman, L. S. (1995): Course and outcome in bipolar affective disorder: A longitudinal follow-up study. In: *American Journal of Psychiatry*, 152, S. 379 – 384.

Goodwin, F. K.; Jamison, K. R. (1990): Manic-depressive illness. New York.

Isometsä, E. T.; Henriksson, M. M.; Aro, H. M.; Lönnqvist, J. K. (1994): Suicide in bipolar disorder in Finland. In: *American Journal of Psychiatry*, 151, S. 1020 – 1024.

Jamison, K. R. (1999): Meine ruhelose Seele. Die Geschichte einer manischen Depression. München.

Judd, L. L.; Akiskal, H. S.; Schettler, P. J.; Coryell, W.; Maser, J. D.; Rice, J. A.; Keller, M. B. (2003): The comparative clinical phenotype and long term longitudinal episode course of bipolar I and II: A clinical spectrum or distinct disorders? In: *Journal of Affective Disorders*, 72, S. 19 – 32.

Kessler, R. C.; McGonagle, K. A.; Zhao, S.; Nelson, C. B.; Hughes, M.; Eshleman, S.; Kendler, K. S. (1994): Lifetime and 12-month prevalence of DSM-III-R psychiatric disorders in the United States: Results from the National Comorbidity Survey. In: *Archives of General Psychiatry*, 51, S. 8–19.

Kraepelin, E. (1986/1913): Psychiatrie. Ein Lehrbuch für Studirende und Aerzte. Leipzig.

Krüger, S. (2003): Mutter werden mit einer bipolaren Störung – was sollte ich wissen? Ein Ratgeber für Patientinnen. Hg.: Deutsche Gesellschaft für Bipolare Störungen e. V. (DGBS). Norderstedt.

Kyaga, S.; Lichtenstein, P.; Boman, M.; Hultman, C.; Langstrom, N.; Landen, M. (2011): Creativity and mental disorder: Family study of 300,000 people with severe mental disorder. In: *The British Journal of Psychiatry*, 199, S. 373–379.

Lauber, C.; Nordt, C.; Braunschweig, C.; Rössler, W. (2006): Do mental health professionals stigmatize their patients? In: *Acta Psychiatrica Scandinavica*, Suppl., S. 51–59.

Manji, H. K.; Chen, G.; Shimon, H.; Hsiao, J. K.; Potter, W. Z.; Belmaker, R. H. (1995): Guanine nucleotide-binding proteins in bipolar affective disorder: Effects of long-term lithium treatment. In: *Archives of General Psychiatry*, 52, S. 135–144.

Merikangas, K. R.; Jin, R.; He, J.-P.; Kessler, R. C.; Lee, S.; Sampson, N. A.; Zarkov, Z. (2011): Prevalence and correlates of bipolar spectrum disorder in the World Mental Health Survey Initiative. In: *Archives of General Psychiatry*, 68, S. 241–251; doi: 10.1001/archgenpsychiatry.2011.12.

Meyer, T. D.; Hautzinger, M. (2013): Ratgeber Manisch-depressive Erkrankung: Informationen für Menschen mit einer bipolaren Störung und deren Angehörige. Göttingen u. a.

O'Leary, D.; Paykel, E. S.; Todd, C.; Vardulaki, K. (2001): Suicide in primary affective disorders revisited: A systematic review by treatment era. In: *Journal of Clinical Psychiatry*, 62, S. 804–811.

Perlick, D. A.; Rosenheck, R. A.; Clarkin, J. F.; Sirey, J. A.; Salahi, J.; Struening, E. L.; Link, B. G. (2001): Adverse effects of perceived stigma on social adaption of persons diagnosed with bipolar affective disorder. In: *Psychiatric Services*, 52, S. 1627–1632.

Ramrakha, S.; Caspi, A.; Dickson, N.; Moffit, T. E.; Paul, C. (2000): Psychiatric disorders and risky sexual behaviour in young adulthood: Cross sectional study in birth cohort. In: *British Medical Journal*, 321, S. 263–266.

Rihmer, Z. (1996): Strategies for suicide prevention: Focus on healthcare. In: *Journal of Affective Disorders*, 39, S. 83–91.

Rihmer, Z. (2007): Suicide risk in mood disorders. In: *Current Opinion in Psychiatry*, 20, S. 17–22.

Rihmer, Z.; Akiskal, H. S. (2006): Do antidepressants t(h)reat(en) depressives? Toward a clinically judicious formulation of the antidepressant-suicidality FDA advisory in light of declining national suicide statistics from many countries. In: *Journal of Affective Disorders*, 94, S. 3–13.

Shih, R. A.; Belmonte, P. L.; Zandi, P. P. (2004): A review of the evidence from family, twin and adoption studies for a genetic contribution to adult psychiatric disorders. In: *International Review of Psychiatry*, 16, S. 260–283.

Sonneck, G.; Etzersdorfer, E. (1992): Krisenintervention. In: Wendler, H.; Wolfersdorf, M.; Welz, R. (Hg.): Therapie bei Suizidgefährdung. Regensburg, S. 57–70.

Stengler-Wenzke, K.; Angermeyer, M. C.; Matschinger, H. (2000): Depression und Stigma. In: *Psychiatrische Praxis*, 27, S. 330–335.

Tondo, L.; Lepri, B.; Cruz, N.; Baldessarini, R. J. (2010): Age at onset in 3014 Sardinian bipolar and major depressive disorder patients. In: *Acta Psychiatrica Scandinavica*, 121, S. 446–452; doi: 10.1111/j.1600-0447.2009.01523.x.

Tucholsky, K. (1975): Gebrauchsanweisung. In: Gesammelte Werke in zehn Bänden. Bd. 8. Reinbek, S. 242–244.

Vawter, M. P.; Freed, W. J.; Kleinman, J. E. (2000): Neuropathology of bipolar disorder. In: *Biological Psychiatry*, 48, S. 486–504; doi: 10.1016/s0006-3223(00)00978-1.

WHO (2001): The world health report 2001. Chapter two: Burden of mental and behavioural disorder. Geneva.

Wolfersdorf, M.; Mauerer, C.; Franke, C.; Schiller, M.; König, F. (1999): Krisenintervention bei Suizidalität im ambulanten und stationären psychiatrisch-psychotherapeutischen Bereich. In: *Psychotherapie*, 4, S. 146–154.

Wolkenstein, L. (2009): Interventionen zur Verbesserung der Einstellung gegenüber psychisch erkrankten Menschen. Evaluation am Beispiel von Menschen mit Bipolaren Störungen. Hamburg.

Wolkenstein, L.; Bruchmüller, K.; Schmid, P.; Meyer, T. D (2011): Misdiagnosing bipolar disorder – Do clinicians show heuristic biases? In: *Journal of Affective Disorders*, 130, S. 405–412.

Literatur für Kinder von Betroffenen

GRÜTTMÜLLER, J.; LINKE, D. (2008): Katminka – Katzenglück und Katzenjammer. Zug (AstraZeneca GmbH).

HOMEIER, S. (2006): Sonnige Traurigtage. Ein Buch für Kinder. Frankfurt / M.

Reihe BASISWISSEN:

Die Basiswissen-Bücher bieten fundierte thematische Einführungen in psychiatrische Diagnosen und Berufsfelder. Sie geben einen schnellen und gezielten Überblick über den Umgang mit bestimmten Klientengruppen und die besonderen Herausforderungen des Arbeitsalltags. Daher ist die Reihe Basiswissen gut geeignet für Berufsanfänger, Quereinsteiger, aber auch für langjährig psychiatrisch Tätige, die ihr Wissen auf den neuesten Stand bringen möchten. Titel:

Thomas Bock: **Umgang mit psychotischen Patienten** | Burkhart Brückner: **Geschichte der Psychiatrie** | Astrid Delcamp: **Kontakt- und Begegnungsstätten für psychisch erkrankte Menschen** | Michael Eink, Horst Haltenhof: **Umgang mit suizidgefährdeten Menschen** | Jens Gräbener: **Umgang mit traumatisierten Patienten** | Christiane Haerlin: **Berufliche Beratung psychisch Kranker** | Andreas Knuf: **Empowerment in der psychiatrischen Arbeit** | Georg Kremer, Michael Schulz: **Motivierende Gesprächsführung in der Psychiatrie** | Malika Laabdallaoui, Ibrahim Rüschoff: **Umgang mit muslimischen Patienten** | Albert Lenz: **Psychisch kranke Eltern und ihre Kinder** | Angela Mahnkopf: **Umgang mit depressiven Patienten** | Ewald Rahn: **Umgang mit Borderline-Patienten** | Manuel Rupp: **Psychiatrische Krisenintervention** | Hilde Schädle-Deininger: **Psychiatrische Pflege** | Cornelia Schaumburg: **Maßregelvollzug** | Gunda Schlichte: **Betreutes Wohnen** | Günther Schwarz: **Umgang mit demenzkranken Menschen** | Tilman Steinert: **Umgang mit Gewalt in der Psychiatrie** | Monika Stich: **Patientengruppen erfolgreich leiten**

Jeder Band ca. 140 / 160 Seiten

Mehr Informationen unter www.psychiatrie-verlag.de

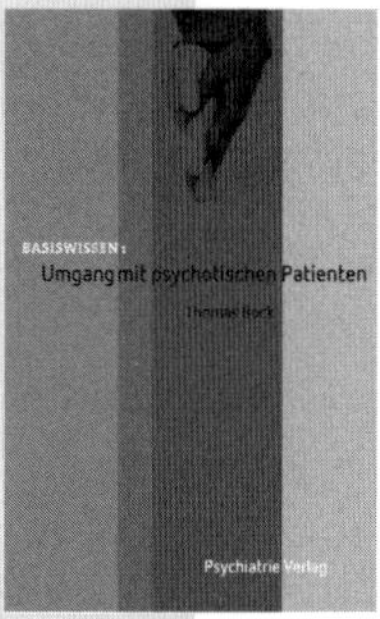

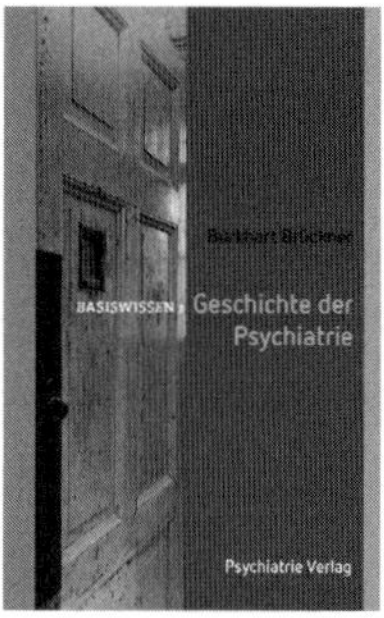

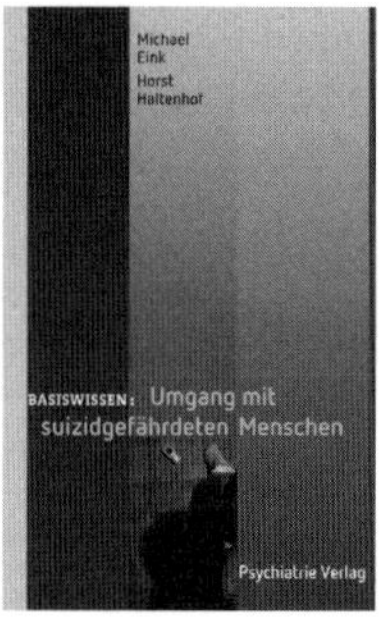

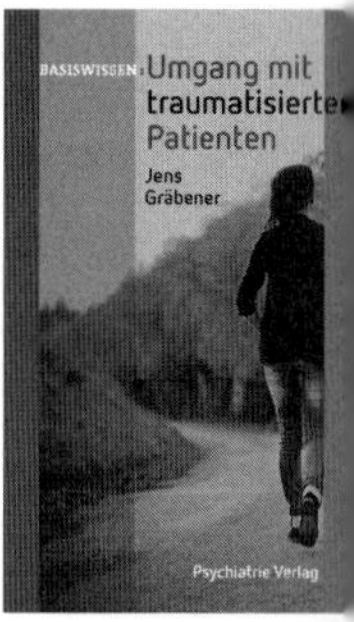

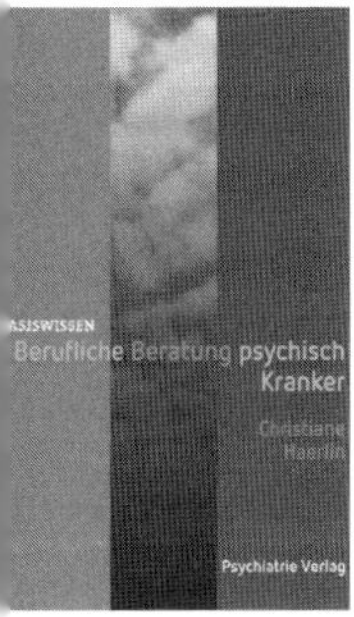
BASISWISSEN
Berufliche Beratung psychisch Kranker
Christiane Haerlin
Psychiatrie Verlag

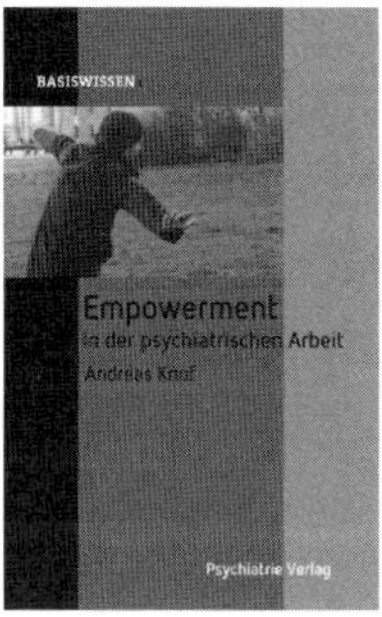
BASISWISSEN:
Empowerment
in der psychiatrischen Arbeit
Andreas Knuf
Psychiatrie Verlag

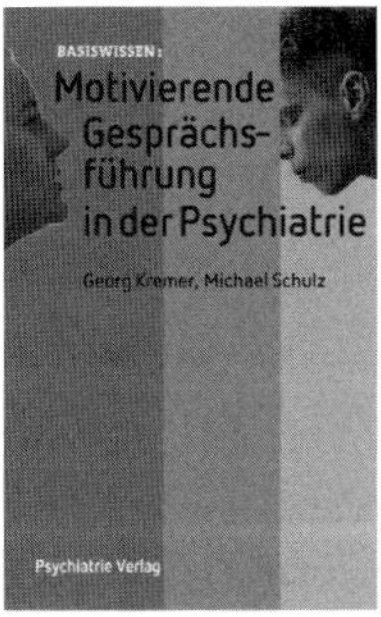
BASISWISSEN:
Motivierende Gesprächsführung in der Psychiatrie
Georg Kremer, Michael Schulz
Psychiatrie Verlag

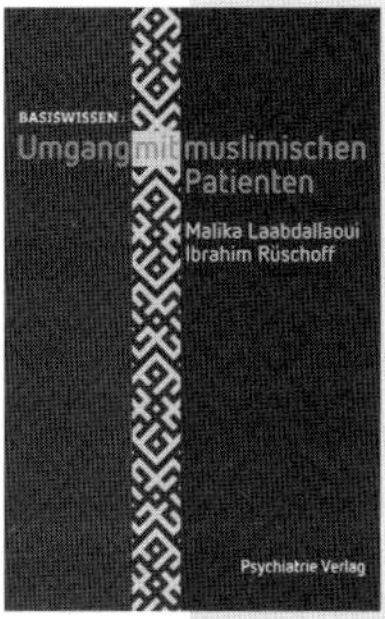
BASISWISSEN:
Umgang mit muslimischen Patienten
Malika Laabdallaoui
Ibrahim Rüschoff
Psychiatrie Verlag

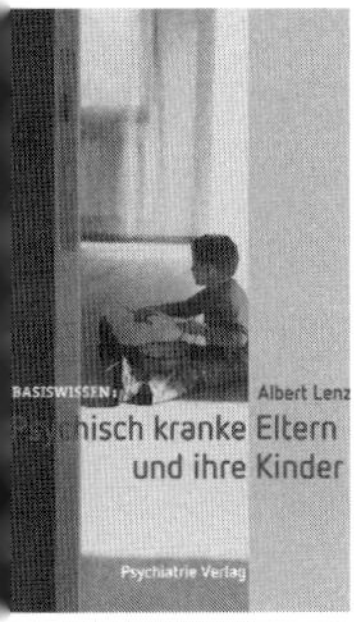
BASISWISSEN:
Albert Lenz
Psychisch kranke Eltern und ihre Kinder
Psychiatrie Verlag

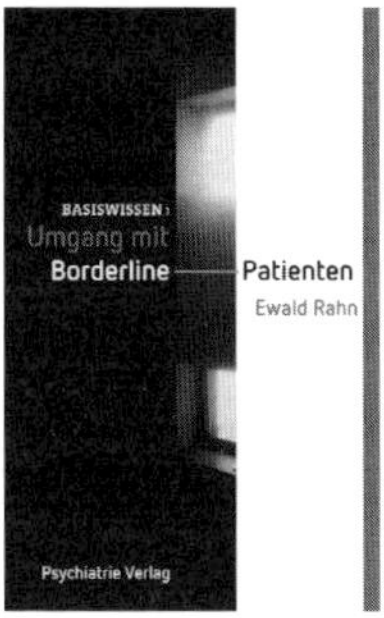
BASISWISSEN:
Umgang mit Borderline-Patienten
Ewald Rahn
Psychiatrie Verlag

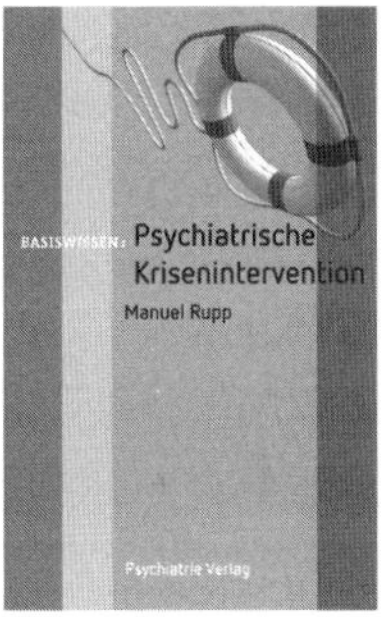
BASISWISSEN:
Psychiatrische Krisenintervention
Manuel Rupp
Psychiatrie Verlag

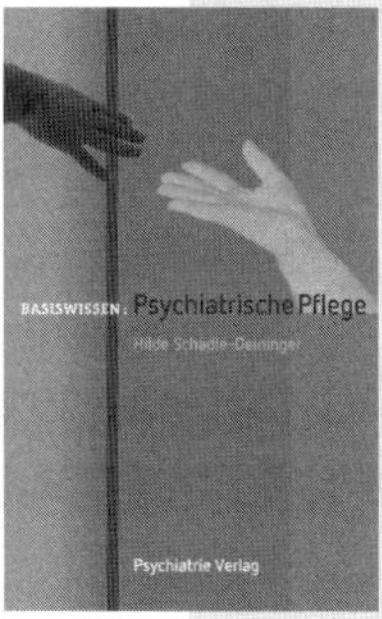
BASISWISSEN:
Psychiatrische Pflege
Psychiatrie Verlag

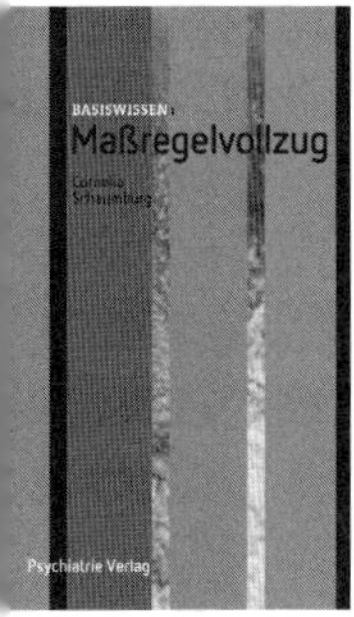
BASISWISSEN:
Maßregelvollzug
Psychiatrie Verlag

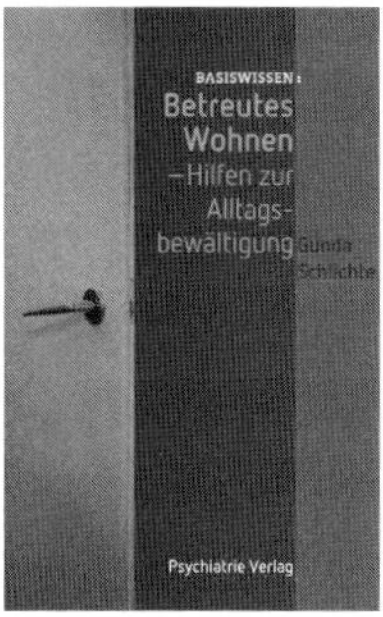
BASISWISSEN:
Betreutes Wohnen – Hilfen zur Alltagsbewältigung
Psychiatrie Verlag

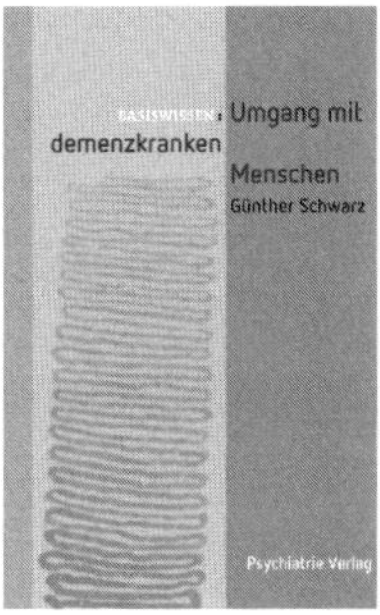
BASISWISSEN:
Umgang mit demenzkranken Menschen
Günther Schwarz
Psychiatrie Verlag

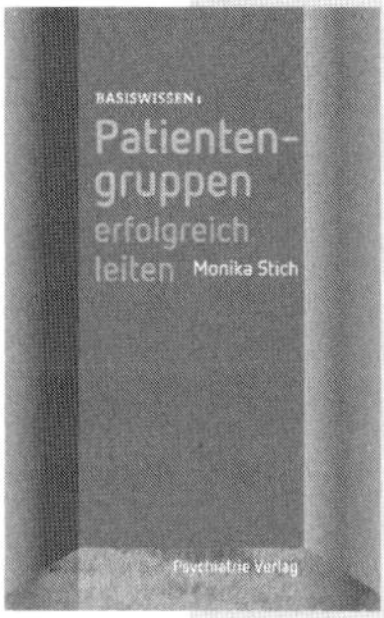
BASISWISSEN:
Patientengruppen erfolgreich leiten
Monika Stich
Psychiatrie Verlag